임신을위한
난임상식과 비상식

임신을위한 난임상식과 비상식

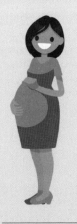

요네야마 아키코 지음
이준육 · 타키자와 야요이 편역

UJ 중앙생활사

동서의학의 장단점을 아우르다

남녀가 결혼을 하고 아기를 낳아 훌륭히 양육하여 자손이 창성하게 하는 것은 동서고금을 통해서 어쩌면 인생의 전부가 아닐까 생각합니다. 부부생활을 통하여 아기를 갖게 되는 것은 너무나 자연스러운 현상입니다. 그러나 어떠한 이유에서 그렇게 자연스러운 생식 현상이 일어나지 않게 되는 일이 종종 있기도 합니다.

우리 한의원에서도 불임증으로 고민하는 이들을 만나고 있습니다. 한의학에서의 양생 방법을 통해 신체를 강건하게 하고 체질을 개선하는 것으로 좋은 결과를 나타냈을 때의 경험은 한 사람의 한의사로서 그 무엇과도 비할 수 없는 보람이라고 생각합니다.

금번 건강한 임신과 출산, 모자 건강을 위한 좋은 내용을 담은 책이 한국어로 편역, 출판되어 기쁘게 생각합니다. 저자 요네야마 선생은 전통 한의학적 방법으로 불임증을 깊이 연구했고, 일본에서 대단히 크게 활약하는 분입니다.

특히 이 책은 동양의학적 방법의 장단점에 대해서, 서양의학적 방법의 뛰어난 점과 그 한계에 대해서 일반 독자가 잘 알 수 있도록 쉽게 설명하고 있습니다. 이처럼 독자들이 동서의학의 장단점을 바르게 알고 좀 더 효과적인 치료 방침을 선택하도록 제시하고 있다는 점이 특징적입니다.

저자는 불임증을 경험하고 있는 이들에게 임신을 하기 위한 동서의학의 다양한 방법이 있지만, 선택을 하는 주체는 본인 자신이라고 강조하고 있습니다. 또한 이 책에서 불임증에서 벗어날 수 있는 전략과 작전을 제시하고 있으며, 그 방법을 전개했던 임신, 출산의 사례를 소개하고 있습니다.

이 책이 임신을 기다리는 부부와 가족 여러분에게, 일선 임상 현장에서 불임치료를 목표로 연구하는 이들에게 도움이 되리라 생각합니다.

불임증에 대한 색채정보역학치료라는 분야를 연구하면서 본서를 편역하고 소개해주신 색채생명정보과학연구소의 이준육 소장, 타키자와 야요이 상임 연구원의 노고에도 감사의 마음을 담아 추천사에 붙입니다.

한의사 유재신(경기도 평택 동원한의원장)

알기 쉬운 내용으로 대책과 해결책을 제시하다

현대 의학은 과학기술의 진보에 따라 분명 눈부시게 발전해왔습니다. 더불어 21세기 의료 기술 중에 보조생식의료도 과거에는 생각할 수 없을 만큼 발전에 발전을 거듭하고 있습니다.

지구 상에 생명이 탄생한 이래로 자손을 낳고 대를 잇는 신비하고 신성한 생명의 이벤트는 이 세상이 다하는 날까지 이어지게 되리라는 사실은 의심의 여지가 없을 것입니다.

한편 그렇게 오랫동안 진화의 과정에서 중추적 역할을 차지하고 있는 생식생물학 영역에서도 자식을 낳지 못하는 불임이라는 사태는 있었습니다. 뿐만 아니라 21세기 현대 사회에도 정상적인 부부에게 좀처럼 임신이 성립되지 않는 난임(難姙)을 경험하는 부부가 많으며, 끝내 불임을 극복하지 못하고 안타깝게 세대를 잇는 과업을 이루지 못하게 되는 현실도 존재합니다.

이번에 불임증에 대한 전반적인 지식을 일반 독자가 알기 쉬운 수

준으로 다루면서 대책과 해결책을 제시하는 책이 한국어판으로 출판되어 반갑게 생각합니다. 동양의학 세계에서 잘하고 있는 기능계의 이상을 치료하는 것에 대해서, 또 서양의학의 보조생식의학에 대해서 이해하기 쉽도록 설명하고 있는 것이 흥미롭습니다. 게다가 이두 가지 방법을 적절하게 융합하는 방향성을 제시하는 것도 독특한 전략이라고 생각합니다. 각 장마다 현대 의학 영역인 보조생식의학의 기본 지식을 요약하여 칼럼으로 소개하고 있다는 점도 이 책의 특징입니다.

책의 마지막 칼럼에 제3의 선택지로서 최신의 대체의학인 색채정보역학치료를 제시하고 있는데, 13년 전부터 이 색채정보역학치료를 연구해온 가정의학 전문의의 한 사람으로서 향후의 불임증 연구에 기대하는 바가 큽니다.

이 책을 통해 아기를 간절히 기다리는 부부가 그 소원을 이루게 되길 빌고, 행복한 일이 생기기를 바랍니다.

가정의학 전문의 이준호(여수 진남의원장)

30년 전의 불임과 현대의 불임

벌써 30여년 전의 일입니다.

당시 25세였던 나는 전혀 생각지도 못한 상황에서 덜컥 임신을 하고 말았습니다. 배가 점점 부풀어 올라왔고, 아주 더운 여름날 아기를 낳았습니다.

임신 이후 운동이 필요하다는 사실을 비로소 알게 된 나는 임신부를 위한 수영교실에 다녔습니다. 나의 출산 예정일은 7월 25일이었고 수영교실에서 만난 다른 임신부들은 5월부터 9월경이 출산 예정일이었습니다. 우리는 '곧 엄마가 된다'는 공통점에서 자연스럽게 이야기가 잘 통했습니다.

대부분 20대였던 임신부 중에는 30대 중반으로 보이는 이도 있었습니다. 그녀와 나는 출산 예정일이 비슷했고, 우리는 금방 친해졌습니다. 이런저런 이야기를 하다 그녀가 임신하게 된 과정을 듣게 되었습니다.

"아기를 갖고 싶어서 제법 오랫동안 대학병원에 다녔어. 그런데 35세가 되던 어느 날, 내 불임치료 주치의가 그러는 거야. '이제 치료를 그만하자. 계속 불임치료를 받는 것이 의미가 없다. 여기에서 종료하자.' 집에 돌아가자마자 실컷 울어버렸어. 그런데 왠지 모르겠지만 그러고 난 뒤에 아기가 생겼지 뭐야."

불러온 배를 쓰다듬으면서 말하는 그녀의 모습은 아주 안정되고 행복해 보였습니다.

임신부 수영교실에는 내 또래의 여자가 많았고, 나도 아무 어려움 없이 임신을 했습니다. 그래서 아기를 갖고 싶어서 대학병원에 열심히 다녔지만, 이제 불임치료를 그만두자는 주치의의 말에 절망하게 되었다는 그녀의 이야기를 별 생각 없이 들었습니다. 그냥 그런 일도 있나 보다 했습니다. 눈앞에 있는 그녀도 임신부 수영을 즐기는 다른 여자들과 아무런 차이가 없어 보였습니다.

그렇게 함께 즐겁게 수영을 하며 지내다가 나는 7월에, 그녀는 8월에 아이를 낳았습니다. 이듬해에 그녀는 나보다 조금 일찍 둘째를 낳았고, 나도 딸아이를 낳았습니다. 우리는 열 살 정도의 나이차가 났지만 똑같이 2년 사이에 연년생을 낳은 두 아이의 엄마가 되었습니다. 지금 생각해보면 그녀의 불임은 아마도 스트레스가 원인이었던 듯하고, 기질적인 문제는 없었으리라 생각됩니다.

30여 년 전이었던 당시에는 불임치료 분야에서 난자와 정자를 몸

밖에서 만나게 한 뒤 자궁에 되돌리는 체외수정 기술이 없었습니다. 따라서 어떤 부조화 상태 때문에 임신에 어려움을 겪었든 그녀가 불임에 대처할 수 있는 방법이 없었을 것입니다.

다행히 그녀가 임신을 포기해야 한다는 절망에 빠지면서 온몸으로 울었던 것이 임신에 도움이 되지 않았나 싶습니다. 깊은 울음을 통해 몸의 스트레스 상태(기의 울체(鬱滯))가 해소되고, 그 결과 난관채(卵管采)가 잘 움직여 아기가 자연스럽게 생겼다고 봅니다. 임신에 걸림돌이 되는 기능적인 부조화 때문에 불임 상태에 있던 그녀에게 노랑부리황새의 신1)이 미소를 보내주었다는 뜻입니다. 이처럼 당시만 해도 불임이라는 상태는 임신을 할 수 있든가 못 하든가 둘 중 하나만을 의미했습니다. 그녀처럼 신체에는 큰 문제가 없고 약간의 기능적 장애를 유발하는 요소만 있는 상태인데도 '임신할 수 없음'이라는 사실 앞에는 오직 불임이라는 현실밖에 없었던 것입니다.

현대 의학의 불임 전문 치료에서는 만약 환자가 알 수 없는 원인으로 정자와 난자가 만날 수 없는 상태에 처해 있다면 체외수정이라는 선택지를 마련해놓고 있습니다. 정자와 난자를 체외에서 만나도록 하고(체외수정), 모태인 자궁으로 되돌려준다(수정란 이식). 이러한 기술은 수많은 불임증 환자에게 구원의 복음이 되었습니다.

문득 이런 생각이 들 때가 있습니다. 아기를 절실하게 원해서 대학병원에 다녀왔을 때의 그녀를 혹시 지금 만나게 된다면 어떨까?

30년 전의 산부인과 의사들은 '여성의 나이 35세면 불임치료는 더 이상 불가능하다'고 생각했습니다. 그렇지만 현대 의학에서는 체외수정-수정란 이식(In Vitro Fertilization - Embryo Transfer, IVF-ET)이라는 기술 덕분에 적극적인 불임치료 수단이 개발되고 있습니다. 만일 그때 그녀가 체외수정이라는 기술을 알았다면 망설이지 않고 이 방법을 선택했을 것입니다. 그리고 더욱 빨리 임신할 수 있었을지도 모릅니다.

물론 다행히도 그녀는 자연임신을 했습니다. 병원 의사의 말에 충격을 받아 온몸으로 울고, 그로 인해 몸과 마음이 스트레스 상태에서 벗어나 전신의 기혈 순환이 좋아진 것입니다. 늘 그녀의 온몸을 옥죄고 있던 무거운 스트레스가 누그러졌고, 그 결과 자연스럽게 임신할 수 있었다고 생각합니다.

우리 치료원에서 시술하고 있는 침구치료는 이와 같이 심신의 긴장 상태를 누그러뜨리도록 독려하는 방법이며 임신 능력을 높이는 치료법입니다.

나는 임상 경험을 통해서 알게 된 지식과 견문을 이 책을 통해 알리고 싶습니다. 그 지식과 견문이란 고도생식의료2)와 불임치료에서는 몸을 튼튼히 만들고 각각의 사람에게 맞는 의료 방법을 선택하는 작전이 필요하다는 것을 말합니다.

아기를 갖기를 원하고, 간절한 마음으로 임신하길 원하는 분들에게 이 책이 조금이라도 도움이 된다면 더없이 기쁠 것입니다.

차례

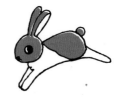

2장 임신과 동양의학의 관계

3장 동양의학과 고도생식의료

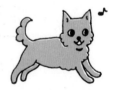

4장 동양의학적 진단으로 몸만들기

5장 당신만을 위한 불임 침구치료

6장 생명을 잇는 릴레이

1장

아기와
만나기 위하여

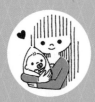 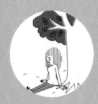 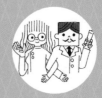

이전 세대에서의 불임치료란 서문에서 소개한 이야기처럼 여성에게 과배란(過排卵)을 일으켜 어떻게 해서든지 수정의 기회를 늘리는 것이 중심이었다. 그것이 최근 수십 년 사이에 체외수정이 보급되면서 급격히 발전하게 되었다.

여성의 나이 35세가 되면 더 이상 불임치료는 불가능하다고 여겨지던 시대에서, 생리가 있는 한 임신이 가능한 의료적 불임치료 시대로 변화한 것이다.

시대의 흐름과 함께 임신에 대한 여성의 의식도 바뀌었다. 임신을 원하는 연령이 이전 시대보다 높아진 것도 현대 의학에서 불임치료를 연구하도록 촉진하는 원인이 되었다.

현대 의학은 체외수정을 포함해서 다양한 불임치료를 적용하고 있다. 그럼에도 불구하고 기대한 결과가 나타나지 않는 경우도 흔하다. 체외수정이라는 불임치료를 받고서도 성공하지 못해서 임신을 포기한 순간 자연임신을 하는 경우도 있다.

이러한 현상을 볼 때 임신은 단순히 물리적인 문제만이 아니라는 사실을 실감하게 된다. 현재 나는 침구치료를 포함한 동양의학적 불임치료를 하고 있지만 나의 역할은 단지 원활하게 아기와 만날 수 있도록 도와주는 것뿐이다.

수정한다, 착상한다, 임신이 되었다. 이러한 과정은 다음 세대를 이어가도록 하기 위한 신의 영역이라고 생각할 수밖에 없다.

① 임신하고 싶을 때 떠오르는 문제들

임신을 원하게 되었을 때 생각해야 하는 문제가 몇 가지 있다.

• 몸 전체에 관한 문제

• 정신적인 문제

• 생식기 계통에 관한 문제

• 연령에 관한 문제

• 경제적인 문제

위와 같이 우선적인 문제들을 정리해보면 생각해야 할 사항이 정말 많아진다. 우리 치료원에 상담하러 오는 분들도 아래와 같은 고민을 많이 한다.

"뭐가 문제인지 모르겠다."

"어떻게 하면 좋을지 모르겠다."

"점점 몸 상태만 나빠져, 이대로라면 임신할 수 없을 것 같다. 그래도 임신을 하고 싶은데 어떻게 해야 할지 모르겠다."

"이 나이에 임신이 가능할까?"

고민만 하고 있다면 아무것도 시작할 수 없다.

임신을 위해서는 시간을 효율적으로 사용하는 것이 대단히 중요하다. 시간이 임신을 더욱 어렵게 하는 경우도 있기 때문이다.

그렇다고 무턱대고 서두를 필요는 없다. 문제를 명확히 파악하지 않은 상태에서 고민만 하면 상황은 진전되지 않는다는 것을 기억해야 한다. 간혹 문제를 명확하게 하는 과정을 두려워하는 사람도 있다. 확실하게 자신이 '불임'이라는 사실을 인정하는 것 자체가 괴롭고 싫기 때문이다. 그럼에도 불구하고 분명히 말하고 싶다. 현상을 똑바로 파악해야만 다음의 수를 얻을 수 있다고.

당신에게 '지금' 가장 필요한 것은 무엇인가?

지금 당신이 '할 수 있는 것'은 무엇인가?

이 책을 통해서 함께 생각을 정리하고 문제를 해결해보자.

"불임 탈출! 대작전"의 시작이다.

② '성공적인 피임'과 '불임' 사이에서

대부분의 여성은 정기적으로 생리하고 있으니 '언제든 임신할 수 있다'고 믿으며 생활하고 있다. 그렇지만 '생리를 규칙적으로 한다는 것이 곧 임신할 수 있다'는 것과 같은 뜻은 아니다. 즉 생리는 하나의 조건에 불과하며, 생리라는 신체 현상 한 가지 사실로 임신할 수 있는지 아닌지 알 수는 없다는 말이다. 그러므로 실제로 자신이 임신할 수 있는지는 시도해보지 않으면 알 수가 없다.

'정상적인 생리가 있고, 현재 피임 중'인 상태의 여성은 자신이 임신하지 않은 것이 성공적인 피임 때문이라고 생각하게 마련이다. 그러나 이 상태에서는 '성공적인 피임'인지 '불임'인지를 알 수가 없다. 이런 경우에는 피임에 성공하고 있다고 믿기 때문에 막상 임신에 도전했을 때 잘되지 않으면 몹시 초조해진다. 임신의 적령기가 따로 있다는 일반적인 생각도 초조한 심리 상태에서 떠오를 테니 말이다.

혹시 임신을 원하고 있다면 '피임에 성공하고 있는 듯한' 상태를 오랫동안 유지하면 안 된다. 임신의 적령기는 삽시간에 지나버리기 때문이다.

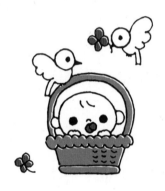

③ 최선의 선택지를 찾아 떠나는 여정

불임은 질병이 아니다. 다만, 아기가 생기지 않는 상태일 뿐이다. 대다수의 불임 여성은 아기가 생기지 않는다는 사실만 빼면 완전히 건강한 상태를 유지하고 있다.

아기를 갖기 위해서 반드시 이렇게 저렇게 해야 한다는 규칙은 없다. 동양의학에서든 서양의학에서든 이런 방법을 이용하면 반드시 임신에 성공한다는 비법 같은 것도, 유감스럽지만 없다. 임신을 하느냐 못 하느냐는 개인적인 신념도 관여하는 문제이다. 체외수정 등 고도생식의료에 저항감을 느끼는 경우도 있으니 말이다.

또한 의사마다 임신에 대한 가치관도 다르다.

어떤 환자가 나에게 이런 말을 했다.

"A병원의 여성 의사 선생님은 저와 남편에게 똑같이 엄격하게 말했는데, B병원의 의사 선생님은 여성인 저에게만 엄격하게 말했습니다. 병원의 선생님마다 사고방식이 다르더군요."

이 문제에 대해서는 나도 느끼는 점이 있다.

한방 치료를 하는 의사의 경우에는 임신할 수 있는 몸 상태를 갖추게 된다면 자연히 임신한다고 주장한다. 현대 의학의 치료법을 적용하는 일반 병원에서는 일단 체외수정부터 하자고 권하곤 한다. 즉 자연적인 임신을 고집하는 입장이 있는 반면, 인위적이더라도 조속한 임신을 장려하는 입장도 있다. 이러한 사고방식의 차이에서 치료법이 달라진다.

여러 가지 입장과 사고방식이 있으며, 그에 따른 선택지도 다양하다. 이것이 불임을 대하는 일반적인 현상이다. 정해진 답이 하나만 있는 것이 아니라는 뜻이다. 이렇다 보니 불임증을 겪는 대다수의 사람은 어떻게 생각하고 어떤 결정을 하면 좋을지 고민할 수밖에 없다.

당신에게 딱 맞는 최선의 선택지는 무엇일까?

차근차근 정리하면서 생각해보자. 초조하게 조바심을 내지 말고, 그렇다고 지나치게 늦어지지도 않도록 확실한 작전을 세워서 아기를 만나기 위한 여행을 시작해보자.

불임증이란 무엇인가

특별한 질환이 없는 건강한 남녀가 아기를 원하여 피임을 하지 않고 부부 생활을 영위한다면 대개 일정 기간 안에 임신을 하게 된다. 그러나 원활하게 부부생활을 영위하는데도 임신되지 않는 경우에는 불임증을 의심해야 할 필요가 있다.

'불임증(infertility, sterility)'이란 어떤 치료적 개입을 하지 않는다면 자연임신을 할 가능성이 거의 없는 상태를 가리킨다.

불임증에 관한 연구 기관의 정의

세계보건기구(World Health Organization, WHO)는 2009년부터 불임을 "1년간의 불임 기간을 가지는 것"이라고 정의하고 있다. 또한 임신을 생각하는 부부의 나이가 높은 미국의 생식의학회에서도 2013년에 "불임증으로 정의할 수 있는 것은 1년간의 불임 기간을 가진 것이지만, 여성의 나이가 35세 이상인 경우에는 6개월의 불임 기간이 경과한 뒤에 검사하는 것을 인정한다"
라고 제창하고 있다.

평균 결혼 연령이 높아진 한국에서도 1년 이상 임신되지 않는 경우 불임으로 진단하고, 연령이 높은 경우에는 조기에 검사와 치료를 시작하는 편이 좋다는 생각이 일반화되고 있다.

사실 기존에는 불임을 정의하는 불임 기간은 2년이었다. 그러나 최근 미국생식의학회(ASRM), 유럽생식과발생학회(ESHRE), 일본생식의학회(JSRM), 국제생식보조의료기술위원회(ICMARTA)와 같은 국제적인 학술 단체와 연구기구는 불임을 정의할 때 불임 기간을 1년으로 정정했다. 기존 '불임 기간은 2년'에서 '불임 기간은 1년'으로 변경된 경위는 세계보건기구 홈페이지 (http://www.who.int/reproductivehealth/topics/infertility/definitions/en/)에서 확인할 수 있다.

불임 기간이 1년으로 정정된 이유

최근 한국은 여성의 결혼 연령이 늦어지고 결혼 후에도 여성의 사회활동에 따른 임신의 회피(피임) 등의 이유로 임신하는 여성의 연령이 높아지는 추세이다. 이러한 추세는 결국 가족 구성원의 하나인 자녀가 없는 상황을 낳고, 그에 따라 삶의 질이 저하되고 있다. 더 나아가 국가 경영의 존폐 문제로까지 연결되고 있다.

미국생식의학회가 불임에 대한 정의를 '불임 기간은 2년'에서 '불임 기간은

'1년'으로 변경할 수밖에 없었던 이유도 여기에 있다. 여성이 좀 더 빠른 시점에 적절한 불임치료를 받을 수 있도록 유도하자는 취지이다.

따라서 임신을 원하는데 다음과 같은 증상을 겪고 있다면 불임증 가능성이 높다고 생각해야 한다. 생리불순, 무월경 기간이 길어 배란이 잘되지 않는 경우, 자궁내막증이나 자궁근종이 있어 월경할 때 심하게 통증을 겪는다면 불임 가능성을 의심해봐야 한다.

또한 여성이 임신할 수 있는 나이는 40대 초반까지로 한정되어 있기 때문에 조기에 불임 진단을 받고 치료를 시작하지 않으면 점점 임신하기 어려워진다는 사실도 중요하다.

이와 같은 증상이나 기타 불안 요소가 있는 상태에서 일정 기간 동안 임신이 되지 않는다면 되도록 빨리 부인과에서 진찰을 받고, 적극적으로 불임에 대해 상담받는 것이 좋다.

한국에서 '불임'과 '난임'이라는 용어의 혼용에 대한 해설

우리 사회에서 '불임'과 '난임'이라는 용어가 혼용되고 있는 경향이 있다. 보통은 같은 뜻으로 사용되고 있지만 종종 불임과 난임의 차이에 대해서 질문을 하는 사람들이 있어서 간단하게 해설을 붙이기로 한다.

이 두 용어의 의미 구조를 한자에서 파악한다면 보다 쉽게 인식할 수 있다.

불임과 난임이라는 용어의 조성(組成)을 각각 살펴보면, 불임(不妊)은 '안 된다', '할 수 없다'는 의미의 접두어 불(不)과 '아이를 밴다'는 의미의 임(妊)의 조합이며, 난임(難姙)은 '어렵다'는 의미의 접두어 난(難)과 임(姙)이 조합된 말이다.

그러므로 필자는 두 용어의 의미를 한자의 조어(造語)로써 구별한다면 좋으리라고 생각한다. 즉, 어떠한 원인에 의하여 무슨 방법을 통해서도 임신이 성립되지 않는 결과가 '불임'이다. 또 생물학적으로 임신이 가능한 상태의 부부가 아기를 갖기 위하여 노력을 하는데도 좀처럼 임신이 성립되지 않는 것이 '난임'인 것이다.

또한 영어의 불임, 또는 불임증이라는 의미의 '스터릴러티(sterility)'에 대하여 전문용어사전의 번역은 '불임'이라고 기술되어 있다. 그러나 근년에 들어 한국에서는 보조생식의학 전문병원의 의료종사자들이 절망적인 불임이라는 말 대신, 가능성의 희망을 제시하는 뜻으로의 '난임'이라는 용어를 채용하는 경향이다. 이렇게 한자의 의미로부터 접두어를 변환시킨 까닭은 불임을 경험하고 있는 부부에 대한 전문가들의 은근한 사회적 배려가 아닐까 생각한다.

한편 세계보건기구를 비롯한 세계의 생식의학회에서의 정의는 '불임(不姙, sterility, infertility)'이라고 표기하고 있다는 점, 그리고 '난임(難姙)'이라는 용어의 번역은 없으며, 간혹 사용하고 있는 국가는 일본의 몇몇 의사들이 있다는 점도 참고로 소개한다.

2장

임신과
동양의학의 관계

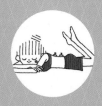 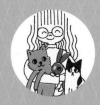

① 동양의학 관점에서 본 임신

동양의학이라고 하면 사람들은 흔히 신비하고 불가사의한 발상으로 인체를 보는 의학이라고 생각하지만 사실은 그렇지 않다. 나는 가능한 한 동양의학 관점에서 생명관을 논하고 싶다. 더불어 종을 번성시키고 세대를 잇는 생식 과정에서, 아기를 갖고 갖지 못하는 문제에 대해 내가 치료원에서 경험하고 이해한 지식과 견해를 동양의학적 해석으로 해결하고자 하며, 그 방법에 대해 독자와 담론하고 싶다.

한 쌍의 부부에게 아기가 태어나는 일, 두 사람이 맺은 사랑의 열매가 맺어지기 위한 과정에서 성생활을 빠뜨릴 수 없다. 그러나 성생활이 곧 임신으로 연결되지는 않는다. 따라서 임신의 성립을 위해서는 부부관계 외에 또 무엇이 필요한지 생각해야 한다.

첫째, 남녀 둘 다 건강해야 한다.

둘째, 여성은 월경주기가 안정적이고, 배란기가 명확해야 한다. 배란기가 명확하다면 최적의 타이밍에 부부가 사랑을 나눔으로써 임신할 가능성이 높아지기 때문이다.

부부관계, 즉 남녀의 성생활이란 종을 번식시키고 세대를 잇는 생식 기능이며, 이것은 생명의 불가사의 중에서도 가장 신비롭고 성스러운 행위이다. 부부가 성을 서로 교합하는 행위를 통하여, 여성이 의식하든 그렇지 않든 남성의 정자를 자기 몸속 깊이 받아들임으로써 임신하게 된다.

물론 남성과 여성이 결합하는 생식 과정을 거쳐 여성이 임신하게 된다는 사실을 모르는 사람은 없을 것이다. 그러나 여기에 중요한 한

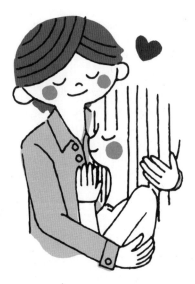

남녀가 서로를 받아들임

가지가 더 요구된다. 사랑이라는 정서적 교감이다. 단순한 성적 결합이 아닌 정서적 결합으로 나아가야 한다는 것이다.

여성의 믿음과 사랑이라는 정서를 기반으로 은밀하고 소중한 곳을 통해 받아들여진 정자는 난자 속에 용해되고, 이윽고 새로운 한 생명으로 자라나게 된다. 이것이 임신의 성립이다. 상대를 아주 깊이 받아들이는 것, 바로 그것에 임신에 이르는 길이 있다.

이 부분에 대해서 조금 더 상세하게 생각해보자.

자연임신의 첫째 조건

아기를 원한다는 생각이 절실해졌을 때, 이전 세대와 달리 현대인에게는 여러 가지 방법이 마련되어 있다. 여러분이 다양한 방법 중에 무엇을 선택할지는 자신의 환경과 조건 등을 고려하면서 결정하고 계획할 수 있는 시대에 살고 있다는 점을 강조하고 싶다. 1970~1980년대의 젊은이에게는 없었던 선택지가 이 시대의 부부에게는 제공되고 있기 때문이다. 전략적으로 작전을 세울 수 있게 되었다는 것은 현대인에게 대단히 큰 혜택이다.

임신을 생각할 때 가장 먼저 여성의 나이, 생활환경, 생리적 흐름의 과정 등을 고려해서 확실하게 작전을 세워야 한다. 모든 부부는 당연히 '자연스럽게' 신체적, 생리적으로 무리할 필요가 없는 자연임신을 원할 것이다.

이 책에서 강조하고 싶은 점도 이것이다. 일심동체인 부부가 자신들의 몸과 마음의 상태를 최대한 건강하게 하여 좀 더 자연스러운 과정으로 아기를 만날 수 있도록 준비하는 것이 가장 우선되어야 한다는 점이다.

부부의 몸와 마음(心身)이 건강한 상태라면 서양의학적 방법을 통해 불임치료를 받게 될 경우에도 그 심신이 치료를 지탱하는 튼튼한 토대가 될 것이며, 치료 또한 순조롭게 진행될 수 있을 것이다. 건강한 몸을 만드는 것은 임신으로 향한 출발점이다. 뿐만 아니라 인생을 살아가는 데 건강한 몸만큼 큰 재산이 되는 것도 없지 않은가.

♥ 오장육부와 임신

전통 의학인 동양의학의 개념은 현대 의학인 서양의학의 것과는 다른 점이 많다. 따라서 현대인이 동양의학의 많은 면을 이해하기 어려워하는 것도 당연하다. 이러한 문제를 전제로 동양의학의 이론 가운데 장상학설(臟象學說)과 음양오행설(陰陽五行說)을 기반으로 '여성의 생식기능과 임신에 관여하는 병기(病機), 병리론(病理論)의 해설'을 되도록 간략히 소개하겠다. 특히 내가 경험하고 이해한 동양의학적 이론은 그림을 곁들여 소개하겠다. 동양의학을 공부한 독자는 이점을 감안하고 읽어주면 마음이 가벼워지겠다.

독자들도 오장육부(五臟六腑)라는 말은 잘 알고 있을 것이다.

동양의학에서는 사람의 몸 전체가 오장과 육부로 이루어져 있다고 본다. 오장이란 간장(肝臟), 심장(心臟), 비장(脾臟), 폐장(肺臟), 신장(腎臟)으로서 중심이 되는 다섯 가지 장기를 말하고, 육부란 담(膽), 소장(小腸), 위(胃), 대장(大腸), 방광(膀胱), 삼초(三焦) 등 배 속에 있는 여섯 가지 기관을 가리킨다.

간, 심, 비, 폐, 신의 오장은 몸의 깊숙한 속(裏)에 있으며, 육부는 오장의 상대적인 겉(表)을 이룬다. 동양의학에서는 이 오장육부가 우리 몸이라는 하나의 묶음이 되어 생명의 근간을 이루고 있다고 본다.

이러한 장부(오장육부)를 바탕으로 사람의 몸은 생명을 갖는다. 각각의 장부가 고유한 역할을 담당하며 서로 유기적으로 상관하면서 생명활동을 유지한다는 것이 동양의학의 논리이다.

따라서 동양의학적 관점에서 불임 현상은 단지 여성의 생식기 계통만의 문제가 아니라 모든 장부가 유기적으로 연결되어 일어난 현상으로 파악한다는 것이 나의 생각이다. 다시 말해, 오장육부가 신체를 구성하고, 지탱하며, 서로 관련하고 있는 하나의 유기체적 동아리로서 생명을 운영한다는 뜻이다.

그러므로 동양의학에서는 생식기계를 생각할 때도 중심이 되는 장부와 경락이 있다고 판단하고 있으며, 이것이 불임과 관련된 동양의학적 관점의 핵심이다. 여기에서 중심이 되는 장부란 신, 삼초, 자궁을 말하며, 해당 경락이란 일원삼기(一源三岐)[3]인 충맥(衝脈)[4], 임맥(任脈), 독맥(督脈) 등을 말한다. 이 경락과 장부를 조정한다는 것은 한 묶음의 생명을 유지시키는 오장육부 전체를 생각해야 한다는 뜻과도 같다.

이러한 점이 서양의학적인 불임치료와 다르다.

이제 동양의학의 개념 중 장상학설에서 다루는 오장육부에 관해서, 그중 주요 장기인 오장에 대해 설명하되, 이 책의 주제인 임신과 관련한 동양의학적 개념을 쉽게 이해할 수 있도록 그림과 함께 해설하고자 한다.

간장은 나무(木)다

인간은 대지에 뿌리를 내리고 하늘을 향해서 손을 펼치는 한 그루

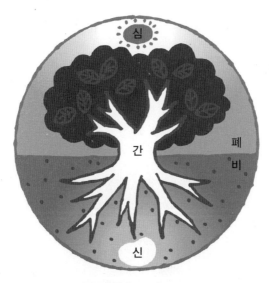

동양의학의 오장육부 개념도

의 '나무'에 비유된다. 여기에서 대지란 '비장과 신장'에 해당된다. 나무는 간장에 해당되며, 비장, 신장, 간장은 하나의 일정한 형태를 띠면서 인간의 생식능력과 밀접한 관계를 맺는다.

대지, 즉 신장과 비장에 뿌리를 굳건히 뻗어 내린 건장한 나무가 안정되게 서서 힘차게 하늘(심장과 폐)을 향하여 손을 펼칠 수 있다.

이 튼튼하고 쭉 뻗은 나무는 '의욕, 삶의 의지'이기도 하다. 온몸에 흐르는 기혈의 움직임을 조정하여 삶의 의지를 갖도록 하는 것이 '간의 기운', 즉 간기(肝氣)다. 나무는 비옥한 대지에 뿌리를 굳건하게 내리면서 안정감 있게 하늘을 향해 쭉 손을 뻗을 수 있다.

그러나 현대인은 느긋하고 의젓한 의욕, 살아가는 의지를 지탱하는 대지가 황폐해진 경우가 많다. 토대가 되는 '비장과 신장'의 힘이 약해졌다는 말이다. 황폐한 대지에서 자라는 나무는 비가 자주 내리

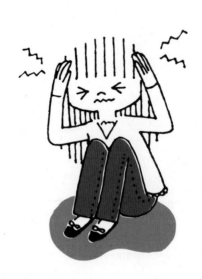

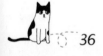

지 않기 때문에 건강하게 성장할 수 없을 뿐 아니라 꽃과 열매도 맺기 어렵다. 인간도 마찬가지이다. 대지인 신장과 비장이 허약한 상황이 라면 신체는 히스테리 상태에 빠져버린다. 히스테리 상태는 열기를 낳고, 그 열기가 오장육부의 장기는 물론 온몸의 생명력을 핍박한다.

이렇게 신체가 히스테리에 빠진 상태를 '간기울결(肝氣鬱結)'[5]이라 고 하는데, 이 때문에 불임을 겪는 사람이 많다.

스트레스가 임신에 좋지 않은 영향을 미친다는 말을 들어본 적이 있을 것이다. 그런데 많은 사람이 이 스트레스를 마음의 문제라고만 생각한다. 스트레스는 간목(肝木)이 히스테리로 열을 가진 상태이다. 물론 히스테리를 더욱 강하게 만드는 것은 외부의 생활환경에서 비 롯된 경우도 많지만, 근본적으로는 황폐한 대지, 즉 허약한 비장과 신장이 그 원인이다.

또 대지의 충실도, 다시 말해 신장과 비장의 상태를 무시하고 간 (肝)의 '삶의 의지'만이 폭주하는 경우도 있다. 황폐한 대지에 휘청하 게 일어선 콩나물 줄기와 같은 몸인데도 이것도 하고 싶고, 저것도 하고 싶다는 '의욕'이 폭주하는 것이다. 간기 하나만으로 히스테리에 빠져 있는 상태인데도 무작정 노력하는 사람의 유형을 말한다. 이 상 태가 지속되면 토대가 더욱 황폐해져 결국 간목을 지탱할 수 없는 악 순환이 이어진다. 이 상태의 종착점에 이르면 결국 간목이 일어서지 못하게 된다. 의욕이 완전히 사라져버리는 상태가 되는 것이다. 상 태가 이렇게까지 악화된다면 다시 간목을 세우기 어려워진다. 따라서 신체를 지탱하는 대지를 충실하게 유지하는 것이 중요하다는 사실을 기억해야 한다.

대지(비장과 신장)를 충실하게 하는 것, 즉 간기(삶의 의지, 자신의 욕망)와 적절히 타협할 줄 아는 자세가 건강한 삶을 사는 데에 반드시 필요하다. 자신의 의욕을 넘어서 욕망과 어떻게 마주 서는가는 중요한 것이다.

간장(肝臟)은 온몸의 혈액을 저장하는 일에도 관여한다. '장(藏)'이라는 것은 저장하고, 소중하게 간수하며, 온몸의 혈액순환을 조정한다는 뜻이다. 임신을 원하는 여성에게 깨끗한 피가 온몸에 완벽하게 순환하도록 조섭하는 것은 매우 중요하다. 여성의 생리(월경)를 '혈(血)의 도(道)'라고 표현하기도 하는데, 이 말은 간과 깊은 관계가 있음을 나타낸다.

심장은 불(火)이다

중국의 가장 오래된 의서이자 동양의학의 최고 경전인《황제내경(黃帝內經)》의〈소문(素問)〉에서는 심장을 군주의 관(官), 즉 오장육부의 으뜸이며 생명의 근본이라고 말한다. 심(心)의 생리 기능은 혈맥을 다스리고 정신 작용을 주관하며 온몸을 온후하게 하는 일을 관장한다고 기재되어 있다. 동양의학에서의 심은 고요한 것을 좋아하고 조급하게 움직이는 것을 싫어하며, 특히 불의 뜨거운 성질인 화열(火熱)을 싫어한다는 특징이 있다.

인간의 몸에는 두 종류의 불기운이 있다는 견해가 있다. 토대로부터 따뜻하게 하는 신(腎)의 화(火), 그 따뜻함을 받아 태양처럼 계속해서 타는 심(心)의 화(火)가 바로 그것이다.

심의 화는 혈액, 혈맥을 다스리고 얼굴빛을 통해 심의 상태를 표현하기도 한다. 불이라는 기운의 속성은 위로 오르려고 한다. 간에서 생기는 히스테리 때문에 열을 받아서 불타버리는 경우도 있다. 소위 심열(心熱)이라고 하는 상태를 말한다.

비장은 대지(土)다

비(脾)는 〈소문〉에 창름(倉廩, 곳간)의 관(官)이고, 후천(後天)의 근본이며 기혈생화(氣血生化)[6]의 원천이라고 했다. 비장과 위장을 합쳐서 비위라고 표현하는데, 비위는 위장의 기능이 어떤 상태인지를 드러낸다. 비장은 우리가 매일 섭취하는 음식물을 소화 흡수하여 에너지원으로 받아들이고, 이것을 온몸에 골고루 나누어 공급해준다. 또한 그것을 저장하는 창고이기도 하다. 그렇다면 왜 비를 후천의 근본이라고 했을까? 신(腎)은 타고난 생명력인 선천(先天)의 근본이지만, 비는 매일매일 생명을 이어가는 기능을 담당하기 때문에 후천(後天)의 근본이라고 한 것이다.

간목은 이 비옥한 대지인 비위에 뿌리를 내리고 자란다. 앞에서 간은 혈액을 저장한다고 말했다. 그 혈액을 생성하는 곳이 바로 대지인 비장이다. 대지가 비옥하면 간목의 뿌리가 튼튼해진다. 또한 비옥한 대지는 간기가 히스테리 상태에 빠져서 폭주하는 것을 간접적으로 막아주는 역할을 한다. 나무가 튼튼하고 왕성하게 자라기 위해서는 충실한 뿌리와 대지가 중요할 수밖에 없다.

폐장은 하늘, 심장의 불은 폐장에 걸린 태양이다

《황제내경》의 〈소문〉에 폐는 상부(相傅)의 관(官)이며 기의 근본이고, 한열에는 저항하는 힘이 낮고, 건조한 것을 아주 두려워한다는 기록이 있다. 인간의 몸에서 비어 있는 공간인 폐는 전신의 기를 만들어 운행하고, 호흡을 주관하며, 후천의 정(精)과 하늘의 기운이 섞여 모이는 곳이다. 폐는 하늘로도 비유되며, 외계와 내계 사이를 가로막는 외곽, 즉 방호벽이다.

비가 음식물을 섭취하여 외계와 내계를 연결하고 있다면, 폐는 호흡으로써 그 역할을 한다. 폐가 약하다는 것은 몸 밖에서 들어오는 나쁜 기운을 방어하는 힘이 약해진다는 뜻이다. 또한 폐는 인간의 생명을 완성하는 덮개 역할을 하고 있으므로, 이 덮개가 충실하면 생명력이 온전하게 정리되고 통합된다.

신장은 신체의 중심, 생명력의 토대이며 자궁과 직접 연결된다

신은 인체의 중심인 가장 깊은 곳에 위치한다. 그리고 동양의학에서는 신장이 생명 그 자체가 발상되는 중심이라고 생각하기 때문에 선천의 근본이기도 하다. 동양의학 세계에서 자궁은 생명력의 토대인 신장과 직접 관계하고 있다고 생각한다.

　여성의 중심에서 아이가 길러진다는 것은 종을 존속시키는 생명력의 신비이기도 하다. 여성의 신장과 직접 연결하는 이 자궁의 힘이야말로 다음 생명을 만들어내는 문인 것이다.

신과 자궁, 충맥 · 임맥 · 독맥

　인간이 삶을 영위하기 위해서는 오장육부가 작용해야 한다. 특히 여성의 오장육부는 생명을 영위하는 것뿐 아니라 다음 세대를 잇는 데에 필요한 신체 기관의 운영 체계도 갖추고 있다. 이것이 바로 자궁을 중심으로 하는 생리의 특징이다. 자궁의 기능에 직접 관여하는 장부는 생명력의 토대인 신장이다. 신기(신장의 힘)는 생식능력을 좌

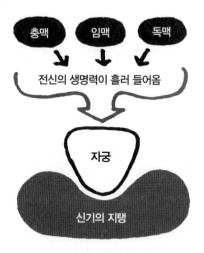

신과 자궁, 일원삼기인 충맥 · 임맥 · 독맥

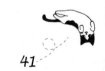

우하는 매우 중요한 요소이다.

　이뿐만 아니라 신장에는 생명의 기운을 저장한 하나의 흐름이 준비되어 있다. 앞에서 설명한 일원삼기라고 하는 충맥, 임맥, 독맥이 바로 그 흐름이다.

　일원삼기의 경락은 직접 자궁으로 들어가며 모자람 없는 넉넉한 생명력을 흘려준다. 이와 같이 흘러 들어온 충만한 생명력은 생식능력을 지탱하는 큰 에너지가 된다.

　생리가 일어난다는 것은 신기, 즉 신체의 토대에서 나오는 힘을 나타낸다. 구체적으로 설명하면, 하초(배꼽 아래 부위로 콩팥, 방광, 대장, 소장 등의 장기)의 힘과 제하단전(배꼽 아래 한 치 다섯 푼 되는 곳)에 있는 단전혈의 주도 아래에서 간기에 의해 혈액의 흐름이 조정되는 것

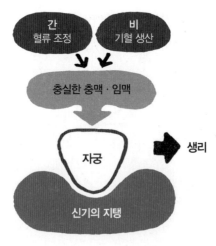

동양의학 관점에서 생리가 일어나는 과정의 개념도

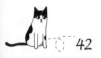

이다. 그리고 비(脾)에 의하여 기혈(氣血)이 만들어져 온몸을 골고루 떠받치면, 일원삼기인 기경의 충맥·임맥이 충만해지고, 그 에너지가 자궁에 흘러 들어간다.

여성의 신체에 갖추어진 힘의 체계인 신기·간기·비기, 충맥·임맥이라는 여러 장부의 경락이 전체적으로 조화롭게 작동함으로써 순조롭게 생리를 하게 되고, 임신이 가능한 몸의 상태가 된다.

물론 남성에게도 충맥, 임맥, 독맥 등은 존재한다. 다만 여기에서는 여성이 아이를 임신하여 태중에서 기르고 낳는, 즉 생식과 관련된 생리에 관여하는 측면에서의 충맥, 임맥, 독맥을 설명하고 있다.

♥ 생리의 상태

생리할 때 통증을 겪고, 월경 혈에 덩어리가 섞여 나오며, 생리 전에 심하게 짜증이 나는 등의 정신적 불안이나 두통 증상을 많은 여성이 호소한다. 또한 생리 주기가 길거나 불안정하고, 자력으로 생리가 오지 않는 등의 문제를 겪기도 한다.

이러한 증상은 단순히 생리만의 문제가 아니라 온몸의 건강 상태를 반영하는 경우가 많다. 그러므로 증상으로 나타나고 있는 생리 상태를 개선시키는 것을 목표로 하여 온몸의 상태를 조절할 필요가 있다고 생각해야 한다. 생리 상태가 원활하게 조절된다면 결과적으로 몸의 건강 상태도 나아진다. 생리와 관련된 문제는 다른 질병보다 파악하기 쉬우므로 여성의 건강을 판단할 때 지표가 된다.

나는 생리 상태 조절과 관련된 문제에 동양의학적으로 접근할 때 다음과 같은 개념을 가장 먼저 생각한다.

신기를 튼튼하게 세우고,

간울(肝鬱), 즉 스트레스 상태를 해소한다.

어혈을 녹여 순환시키며,

기허(氣虛), 즉 전신에 생명력이 부족한 상태를 보완하고,

비기(脾氣), 즉 위장의 힘을 튼튼하게 한다.

같은 증상을 겪고 있더라도 사람에 따라서 치료 방법은 다르게 적용한다. 따라서 무엇이 필요한지를 확인하는 감별 진단이 중요하다.

남성도 마찬가지이다. 몸 전체의 상태를 건강하게 조절하는 것이 생식에 관한 문제의 해결로 이어지는 경우가 많다. 물론 남성은 여성에게 나타나는 월경 현상처럼 명료하게 건강 상태가 밖으로 드러나지는 않지만, 필요한 검사를 받으면 정자 수나 활성도 등 몸의 건강 상태에 따른 변화가 확연하게 나타난다. 그러므로 몸 전체의 상태를 조절해 건강을 유지한다는 생각이 중요하다.

동양의학적 기초체온 접근법

기초체온은 여성의 생리적 리듬 상태를 보는 데 큰 도움이 된다. 날마다 규칙적으로 측정하고 노트에 기록하는 사람도 많을 것이다.

매일매일의 변화, 매달의 변화, 그리고 연간의 변화를 관찰함으로써 임신하기에 적당한 시기가 언제인지 알 수 있다. 뿐만 아니라, 기초체온을 측정하면 혹시 있을 몸 상태의 변화도 알 수 있고, 어떤 치료 방법이 필요한지 파악하는 데에 도움이 되기도 한다.

따라서 불임에서 탈출하기 위한 대작전에서 기초체온 기록은 소중한 정보가 된다. 기능적으로 안정한 상태를 가리키는 생식기관의 기초체온표는 안정된 저온기와 0.3도 이상의 차이를 가진 고온기가 12일 이상의 날짜로 나타난다. 아래 [그림 1]을 참고하라.

이것을 동양의학 세계에서 생각하면 신기, 즉 몸 토대의 힘, 하초의 힘, 제하단전의 힘의 주도 아래에서 간기에 의하여 혈류가 조절되고 있는 상태를 가리킨다. 또한 비기에 의하여 기혈의 생화가 이루어지고, 기경팔맥의 충맥·임맥이 활발하고 충실한 상태를 가리킨다. 이와 같은 그래프를 통해 동양의학적인 몸의 상태도 파악할 수 있다. 따라서 직접 동양의학적인 관점에서 몸을 관리해볼 수도 있는 것이다.

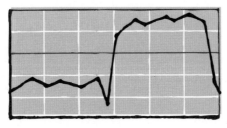

[그림 1] 정상

만약 기초체온의 그래프가 전체적으로 낮다, [그림 1]처럼 균형잡힌 높고 낮은 두 가지의 성질을 보여주는 그래프가 아니라 저온기가 길다, 고온기가 짧고 안정되지 않는다, 고온기가 너무 높다(돌발적으로 너무 높은 날이 있다) 등으로 나타나고 있다면, 동양의학적 접근으로 몸의 상태를 살펴볼 필요성이 있다는 뜻이다. 이런 문제에 대해 조금 더 자세하게 설명해보자.

기초체온이 전반적으로 낮다

여성의 몸이든 남성의 몸이든, 사람의 몸은 확실히 양기로 따뜻하게 유지된다. 그러나 전반적으로 체온이 낮다면 양기가 몸을 따뜻하게 하는 온후 작용이 약한 경우라고 볼 수 있다. 이러한 현상은 신체의 토대가 되는 기운인 신기와 비기가 크게 관여하는 부분이다. 비신(脾腎)이 양기를 끌어올려서 신체의 토대를 튼튼하게 해주어야 한다. 전신의 생명력을 높여가는 치료가 필요한 것이다.

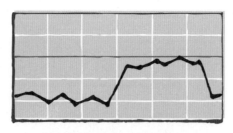

[그림 2] 전반적으로 기초체온이 낮다

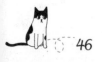

저온기가 길다

생리 후의 저온기는 생체가 생리로 인해서 허해진 자궁에 기혈을 회복하는 단계이다. 다시 말해 신기가 지원해서 자궁이 충실해지도록 하는 기간이다. 이때 신기가 확실하게 지원해주지 않으면 자궁을 중심으로 하는 회복이 늦어지기 때문에 저온기가 길어진다. 따라서 자궁에 원활하게 기혈이 흘러 들어갈 수 있도록 충맥과 임맥을 조절하는 치료법을 생각할 수 있다.

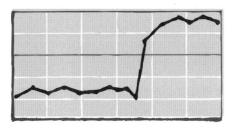

[그림 3] 저온기가 길다

높고 낮은 두 가지 성질이 나타나지 않고 배란이 없다

만약 그래프 모양이 저온기와 고온기로 뚜렷하게 나뉘지 않는다면 양기의 힘이 약해서 배란이 확실하게 되지 않은 탓이다. 또한 고온기가 충분히 유지되지 않는 상황이라고 할 수 있다. 배란이 원활하게 이루어지도록 하기 위해서는 저온기에 신체의 튼튼한 토대를 만들어야 한다. 즉 튼튼한 토대를 구축함으로써 배란기에 몸이 충분히 활성화되도록 돕는 치료를 해주어야 한다.

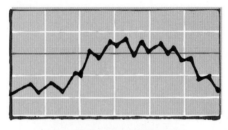

[그림 4] 확실하게 양분되지 않는다

고온기가 짧다, 돌발적으로 높을 때가 있다

고온기는 태아를 기를 수 있는 환경이 조성된 시기라고 보면 된다. 이 시기에는 신기가 주도하여 간기에 의해 혈류를 조절하게 되고, 비기에 의하여 생화가 행해지며, 자궁에 관여하는 경맥이 충실해진다. 이때 신기가 약하다면 이러한 작용을 떠받쳐주지 못하고, 그 결과 고온기가 저온기 수준으로 내려가버린다.

반대로 체온이 지나치게 오르는 경우도 있다. 이것은 몸의 토대로서의 신기가 약하기 때문에 제대로 간기가 진정되지 못한 결과이다. 이런 상태에서는 간기가 불필요한 폭발을 불러일으키고(히스테리 상태), 기의 울체로 비롯된 월경 전의 초조함, 가슴의 팽창된 느낌이나 변비, 피로감 등을 초래한다. 간기가 불필요할 정도로 고양된 열 증상이 나타나며, 이것 역시 고온기를 적당히 유지하는 과정을 떠받쳐주어야 할 신기가 허약해서 일어나는 증상이다. 이렇게 고온기에 기초체온이 확 내려가거나 지나치게 오르는 것은, 토대인 신기가 허약해서 초래된 경우가 많다.

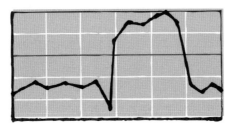

[그림 5] 고온기가 짧다

틀실하게 뿌리를 뻗을 수 있는 대지(신기)가 있어야만 안정되면서
도 왕성한 간기가 우뚝 일어서 하늘(심폐)을 향해 가지와 잎사귀를 뻗
을 수 있다. 나뭇가지와 잎사귀가 지나치게 무성한 것이나, 콩나물
줄기처럼 가늘기만 한 것은 비옥하고 튼튼한 대지가 없어서 생긴 현
상이다. 토대가 되는 신기를 기르는 것이 굉장히 중요하다.

월경주기가 길다

월경주기가 2, 3개월인 사람도 있다. 이것도 몸 전체에서 일어나는
증상이므로 신기·간기·비기를 조절하고, 임맥·충맥의 기혈을 충실
하게 하는 것을 목표로 조절해야 한다.

물론 임신이 성립되는 요건이 갖추어지면 임신에는 문제가 없다.
여러 가지 요건 중 두 가지를 꼽자면 한 번의 확실한 배란일, 충실한
고온기를 들 수 있다. 이 두 가지가 상당히 중요하다. 생리가 매달 오
지 않더라도 이 두 가지만 확실하다면 당연히 임신할 수 있다.

그러나 실제로는 몸이 스스로 조절됨으로써 치료를 받는 과정 중,

즉 월경주기를 회복하기도 전에 임신하는 경우가 많다. 이 말은 임신을 원하지 않으면 몸이 조절됨으로써 월경주기도 조절되고, 임신을 원하면 산뜻하게 임신하게 된다는 뜻이다.

긴 월경주기를 치료할 때에는 주기를 회복하는 것을 목표로 두되, 확실한 배란일, 충실한 고온기를 염두에 두는 것이 핵심이다. 몸이 조절되면 충실하게 난이 성장하고, 배란이 확실해지며, 수정란을 포근하게 받을 수 있는 힘을 지니게 될 것이다.

임신에 이르는 과정의 순조로운 작동

임신이라는 것은 굉장히 많은 단계가 쌓여서 겹치고, 그리고 난 뒤에 성립한다.

정자와 난자는 남성과 여성 각자의 몸속에서 토대의 힘(신기)으로 성장한다. 그리고 안정되고 원활한 몸과 마음에서 이루어지는 남녀의 교합으로 여성의 오묘한 신체 구조인 난관채가 난자를 쑥 난관으로 보내 드디어 정자와 만나도록 돕는다. 토대의 힘과 원활한 몸과 마음이 절묘한 타이밍으로 작용하고 움직여서 성립하는 것이다.

이와 같이 신비한 과정이 이루어진 뒤 며칠에 걸쳐 수정란이 커지고 마침내 열린 모체와 만남으로써 착상이 이루어진다. 이러한 정교한 체계가 순조롭게 이루어지는 것이 임신의 결정적 요소이다.

불임으로 고민하는 사람은 보통 '무엇이 나쁠까?', '어디가 좋지 않

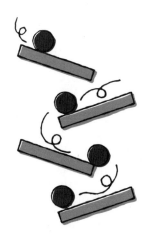

은 것일까?'와 같은 생각을 먼저 하게 마련이다. 더욱이 병원의 검사 결과, 특별히 문제가 되는 원인이 없다고 하면 고민은 더욱 깊어진 다. 그럴 때에는 앞에서 서술한 체계에 뭔가 부조화가 생겨서 순조롭 게 작동하지 못하는 것은 아닌지 생각할 수 있다.

서양의학에서는 정자와 난자가 만나지 못하는 캐치업장애(픽업장 애)나 착상장애를 물리적인 문제로 이해한다. 동양의학 관점에서는 그러한 장애 상태를 신기의 허약함이나 기의 울체와 관련이 크다고 설명한다. 모체가 될 여성의 신체는 이완된 상태에서 크게 열려야 수 정란을 받아들인다. 그러나 몸과 마음이 긴장된 상태이거나 신기(생 명력)가 허약하다면 굳게 닫혀버린다. 이것이 서양의학에서 말하는 캐치업장애, 착상장애라고 보는 것이 동양의학적 견해이다.

흔한 예로 다음의 상황에 대해 생각해보자. 생식의료와 관련된 현 대 의학에서 사용하는 호르몬 요법을 적용한 결과, 많은 배란이 발생하는 것을 확인했다. 남성 측의 검사에서 정자 상태도 좋았다. 그럼에도 불구하고 임신이 성립되지 않았다.

자, 그렇다면 이제 최우선으로 생각해야 할 핵심은 이것이다. 임신에 필요한 구성 요소 중 무엇 하나가 나빠서 임신에 실패하는 것이 아니라는 사실이다. 관건은 전체 과정이 순조롭게 작동하지 않는다는 관점에서 해결책을 찾아야 한다는 것이다.

특히 '둘째 불임'에 관한 경우는 이 체계의 부조화가 의심된다.

첫째 아이를 임신하고 출산까지 했으니, 수정장애나 착상장애 같은 문제가 있지는 않을 것이다. 큰 문제는 없는데 전체 과정이 순조롭게 이루어지지 않고, 어떠한 이유 때문에 임신에 이르지 않고 있는 상태이다.

이러한 체계가 원활하게 작동하지 않기 때문에 정자와 난자가 만나지 못하거나 수정이 안 되는 경우에는, 아무리 계속해서 배란촉진 치료를 받아도 임신할 수 없다. 여기서 필요한 것은 전체 체계가 순조롭게 이루어지는 것이다.

순조로운 난관채의 움직임에 필요한 두 가지 요소

손가락 6~10개 모양의 난관채는 배란할 때 난소 표면의 반을 덮고, 난자가 난관으로 들어가도록 돕는다. 정자와 난자가 만나는 데에 필요한 이 난관채가 순조롭게 움직이게 하기 위해서는 어떻게 하면 좋을까?

52

우선 두 가지 요소를 생각할 수 있다.

하나는 '신체의 스트레스 상태'다. 몸이 스트레스로 긴장 상태가 되면 골반 내강 안도 여유가 사라지고 불안정해져 움직임이 불량해진다. 그렇게 되면 난관채가 원활하게 활동하기를 기대할 수 없다.

다른 하나는 '신기의 문제'다. 신기란 무엇인가. 앞에서도 계속 강조했듯이 생명력의 저력이라고 할 수 있는 선천지기(先天之氣), 토대의 힘이다. 신체의 토대가 허약하기 때문에 생식기 계통의 기관이 불량하게 작동했고, 난관채도 그 영향을 받은 것이다. 따라서 동양의학적 방법을 통해 제하단전(배꼽 아래)에 생명력이 모이도록 하고, 울체된 기를 소통시켜야 한다. 그래야 몸에 여유가 생기고 난관채가 순조롭게 움직일 수 있다.

둘째 아이를 갖고자 하나 불임인 경우, 즉 기질적인 문제가 없는데도 불임인 경우에는 동양의학적 방법인 침구치료를 통해 간단하게 해결되는 경우가 많다. 침구치료를 받아 아랫배에 힘이 생기면 난관채가 원활하게 움직이고, 결과적으로 정자와 난자가 성공적으로 만나게 된다. 얽히고 흐트러진 체계가 재구축되고 순조롭게 움직이게 되는 것이다.

임신에 필요한 두 가지 핵심

아기를 갖기 위해서는 신체 토대의 힘이 있어야 하고, 기의 울체(스트레스 상태)가 없는 느긋하고 의연한 심신이 필요하다. 몸의 토대 만들기, 스트레스 완화. 이 두 가지가 불임치료의 큰 기둥이다.

신체의 토대 만들기는 평소의 치료에서 중점적으로 하고, 신체에 쌓인 울체를 해소하는 치료는 배란과 착상 때를 목표로 하여 임신할 수 있는 몸을 만들어간다. 몸의 토대를 만들고 스트레스를 완화하여 임신에 이르는 체계가 순조롭게 작동하도록 하는 것이 핵심이다.

어느 하나만이라는 것은 없다. 모든 요소와 과정이 임신으로 이르게 하는 길이다. 비록 약간의 지엽적인 부조화가 있더라도 전체 체계가 순조롭게 작동하고 있다면 임신할 수 있다. 반대로, 특별히 나쁜 곳이 없더라도 체계가 제대로 연계되지 않으면 임신하기 어렵다. 전체적인 조화가 임신을 성공시키는 데에 중요한 역할을 한다.

물론 때로는 여러 단계 중 약간의 결함이 생기면 아기를 만날 수 없게 되기도 한다. 이런 경우에는 약물 치료나 체외수정의 의료적 조치까지는 필요 없다. 약간만 조정하면 뜻밖에도 쉽게 임신하는 사람이 많다는 것을 경험을 통해서 알게 되었다.

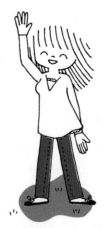

자기 자신이 스스로 해결할 수 없을 만큼 몸의 상태가 엉클어졌다면 한의학의 침구요법 등으로 도움을 받아보는 것을 생각해보기 바란다.

타이밍 성공 비결

임신하기 위해서는 임신 확률이 높은 시기가 있다는 것을 알아둘 필요가 있다. 불임치료를 받기 위해 전문 병원에서 상담했더니 우선 타이밍이 중요하다는 말을 들었다는 사람도 많다. 기초체온표와 배란진단시약을 사용하면 자기 스스로 타이밍을 맞출 수도 있다.

병원에서 난포 검사를 해야 한다는 소견을 들었던 사람도 많으리라 생각되는데, 주기가 안정적으로 조절된 사람의 경우는 대체로 검사약을 사용하는 것만으로도 좋은 결과가 나오곤 한다.

기초체온표 기록하는 비결

기초체온표는 알기 쉽도록 기록하는 것이 중요하다. 우리 치료원에 내원하는 사람들에게서 여러 가지 방법으로 기록한 표를 자주 보고 있는데, 그중 한눈에 알기 어렵게 기록하는 사람도 있다. 큰마음 먹고 측정하는 기초체온이므로 효과적으로 활용할 수 있도록 기록하길 추천한다.

〈기입하기 쉽고 효과적으로 활용할 수 있는 기초체온표〉

되도록 많은 주기를 연속해서 볼 수 있도록 기록한다. 평소에는 접어둔 상태로 기입하지만, 접어둔 면을 펼치면 연표처럼 한눈에 볼 수 있는 것이 좋다.

생리 첫날부터의 일수, 연월일, 받고 있는 치료, 생리의 상태, 전체적인 몸의 상태, 기타 궁금한 점들도 꼼꼼히 기록한다.

배란진단시약 사용 방법

시판되고 있는 배란진단시약은 사용 방법이 번거롭다고들 하는데, 약간의 요령을 터득하면 무리 없이 사용할 수 있다. 매일 한 번씩, 같은 시간에 측정하는 것이 어렵다면 기초체온표를 살펴보고, 예상되는 배란일의 아침과 저녁에 측정하는 것을 추천한다. 그렇게 하다 보면 뚜렷한 양성반응이 나타나는 날을 알게 될 것이다.

배란진단시약이 뚜렷하게 양성으로 나타났다면

배란진단시약이 뚜렷하게 양성을 나타낸다는 것은 황체형성호르몬이 대량으로 방출되었다는 뜻이다. 양성반응이 나타난 날을 기점으로, 3일 연속 부부관계를 갖기를 추천한다.

이 시기에 부부관계를 가짐으로써 많은 사람이 임신에 성공했다. 3일 연속이 무리라고 생각하는 사람은 당일과 다음 날, 되도록 자주 부부관계를 갖는 것이 임신을 성공시키는 지름길이다.

고온기가 되면 임신되지 않는다고 생각하는 사람도 많을 텐데, 체온이 가장 높은 날에 부부관계를 했더니 임신했다는 이야기도 자주 듣고 있다. 고온기에 들어간 뒤 이틀째에만 부부관계를 하지 않았는데 임신이 되었다는 사람도 있었다. 이 사람은 배란진단시약은 사용하지 않았다고 한다. 즉 배란이나 수정하기 쉬운 시기는 사람마다 다르다는 것이다. 고온기가 되었다고 해도 배란진단시약에서 양성반응이 나타났을 때로부터 3일 내에 있다면 부부관계를 맺어 임신에 도전해보는 것이 좋다.

부부관계의 타이밍 총정리

지나치게 타이밍을 의식하지 말라고는 하지만, 역시 어떤 순간이 좋을지는 신경이 쓰일 수밖에 없다. 그래서 여기에 간략하게 정리해본다.

- 길게 늘어나는 점성이 있는 냉이 나왔을 때
- 배란진단시약으로 양성이 나타났을 때부터 3일 연속
- 배란 후 6, 7일째에 수정란이 착상할 때

기분 좋은 부부관계

배란이란 매우 개성적이며, 어느 타이밍에 배란을 하는지도 사람마다 다르다. 임신이 좀처럼 안 되는 사람은 '그것의 정확한 시점을 어떻게 찾으면 좋을까'라고 고민할지도 모르겠지만, 나는 반대로 생각한다.

몸의 타이밍을 파악하는 요령을 대략적으로 알게 되었다면, 그다음에는 기분 좋게 부부관계를 맺는 것이 중요하다. 기분 좋은 부부관계란 관계가 끝났을 때에 몸이 상쾌하고, 지극히 안정감 속에 잠겨 있는 상태를 말한다.

동양의학적으로는 남녀의 교접 후에 여성은 심신이 크게 열리고 기의 순환이 좋아진 상태를 가리킨다. 그때, 정자라는 남성의 양기를 받아들임으로써 여성의 음기, 즉 난자와 정자가 섞여 수정란이라는 다음 세대의 생명이 생기는 것이다.

생리불순인 사람은 배란이 언제 일어나는지 모르기 때문에 타이밍을 맞출 수 없다고 말한다. 우리 치료원에서는 생리불순이 심한 사람, 주기가 안정되지 않는 사람이 그 상태에서 임신하는 경우를 자주 경험하고 있다.

생각해보면 생리는 임신하지 않은 결과로 일어나는 현상이다. 바꾸어 말하면 규칙적이고 순조로운 생리가 임신의 절대 조건은 아니라는 뜻이다. 좋은 배란이 이루어져 난관채가 착 하고 난자를 포착한 그때 정자와 만나게 된다면 좋다.

기분 좋은 부부관계에서 생기는 자극 자체가 타이밍을 맞추는 방법이 된다고 생각한다. 좋은 부부관계가 병원에서 맞는 배란촉진 주사 이상의 자극이 된다. 기초체온표를 살펴보면서 '타이밍이 맞지 않는군'이라고 생각하기보다는, 부부관계를 자신들만의 행복하고 즐거운 생활로 받아들이면 어떨까. 그렇게 하다 보면 저절로 타이밍이 맞추어진다고 생각한다.

나는 언제나 이렇게 조언한다.

"타이밍은 맞추는 것이 아니라 맞추어지는 것이다."

지금까지 월경주기가 40~60일 이상인 사람들의 자연임신을 보아 왔지만, 이러한 사람들에게는 미리 타이밍을 맞춘다는 것은 무리였다. 그들은 지루하게 이어지는 저온기 그래프를 눈앞에 두고 "배란 진단시약은 언제 쓰면 좋을지 모르겠어요"라고 말하곤 한다. 그러면 나도 쓴웃음을 지으면서 "그러게요. 그런데 어쨌든 타이밍은 맞추는 것이 아니라 맞추어지는 거예요"라고 대답하곤 한다.

정말 그런 경우가 많았다. 몸이 조절되고 준비만 되면 월경주기 그래프가 규칙적인 선을 그리기도 전에 임신이 되곤 한다. 실제로 규칙적인 월경주기 그래프가 없는데도 임신했다는 보고를 몇 번이나 받았다.

월경주기가 불규칙적이거나 긴 유형은 주기가 규칙적이 되기까지 아무래도 임신하기가 어려운데, 몸이 준비만 된다면 순조롭게 임신하는 일이 자주 있다. 월경주기가 조절되지 않았더라도 저절로 몸이 타이밍을 맞춰서 임신으로 이어지게 된 것이다. 그러므로 자신의 몸을 믿어보라고 말하고 싶다.

임신을 염두에 두면 배란의 유무에 신경이 쓰이게 마련이다. 배란이라는 것은 몸 전체의 상태가 나쁠 때에는 쉬곤 한다. 무더운 여름철에는 배란을 건너뛰는 경우도 많다. 혹은 비어 있을 때도 있다(난포는 있어도 난자가 없는 상태).

그러므로 매달 배란의 상태를 관찰하면서 스스로 스트레스 상태에 빠져 본말을 전도시키지 말아야 한다.

여성의 몸은 자연의 흐름 속에 존재한다는 사실을 생각해야 한다. 배란이 되지 않는다면, 쉬는 달도 있다는 것을 받아들이는 자세가 좋다. 배란에 지나치게 집착하며 기초체온표를 구멍이 뚫릴 정도로 바라보기만 한다면 있는 난자도 숨어버릴 것이다.

긴 월경주기 여성의 자연임신

불임으로 아기를 간절하게 원하는 사람의 몸 상태를 보면, 여러 부분에서 몸을 조절할 필요가 있는 경우가 많다. 이럴 때에는 서두르지 말고 차근차근 몸이 좋아지도록 하는 것을 목표로 침구치료를 해보자. 그렇게 해서 문제가 하나씩 해결되고 순조롭게 아기가 생기는 경우가 많다. 엄마가 되기 위한 몸만들기가 중요하다는 말이다.

사례 1

30세 여성, 자영업, 158cm, 55kg	
주요 증상	• 생리불순(월경주기가 길고 불안정함, 저온기는 길고 고온기가 짧음) • 불임 • 스트레스를 받으면 가슴이 두근거리며 숨 쉬기가 힘듦
한의학적 진찰	식사는 맛있게 먹을 수 있고 대소변도 별 문제 없다. 어렸을 때부터 아토피성 피부염을 앓았고 지금도 스트레스를 받으면 악화된다. 생리가 불안정하고 30일부터 50일의 주기로 늦게 오는 경향이 있다. 생리통이 있으며 드물게는 없기도 하다. 생리 시 혈액에 부스럼 딱지 같은 것이 섞여 나오기도 한다.

설진 (혀의 진찰)	담홍설박백태(淡紅舌薄白苔) : 담홍색에 하얀 백태가 얇게 끼어 있는 혀
경혈 상태	• 우측 신문(神門) : 약간 실(實) • 좌우 족삼리(足三里) : 허(虛) • 좌우 폐유(肺俞) : 발한 • 우측 비유(脾俞)부터 기해유(氣海俞) : 허, 중심은 삼초유(三焦俞)
복진 (배의 진찰)	• 비경의 모혈(募穴)에 단단한 온담(溫痰)[7]이 있음 • 우측 간의 상화(相火)[8] 당김이 있음 • 우측 중주혈(中注穴)에 냉증이 있음
병인병리 치료 방침	월경이 순조로워지기 위해서는 장부의 생리 기능이 정상적으로 작동하는 것이 전제이다. 선천지기인 신기가 충실해야 간기가 조화롭고, 후천지기인 비위가 충실한 것, 충맥 · 임맥의 2맥이 왕성하게 흘러야 오장육부의 생리 기능이 제대로 작동한다. 이 환자는 대소변 상태도 좋으며, 위장 상태가 양호하므로 식욕이 왕성하고, 수면 상태도 순조로워서 피로감이 없으므로 신체 상태에 관해서는 그다지 문제가 없다. 다만, 경혈을 보면 족삼리가 함몰 상태이므로 허, 우측 비유에서 삼초유를 중심으로 하는 기해유까지의 허, 비모(脾募) 부근의 단단한 온담이 있었다. 또한 장마철이 되면 심해지는 주부습진 등 비위의 습토(濕土)로써 허, 즉 내습(內濕)을 의심할 수 있었다. 스트레스 때문에 악화되는 아토피라는 피부 질환과 비기의 허약은 간기횡역(肝氣橫逆)[9]의 가능성을 생각할 수 있다. 그러므로 상초(上焦)[10]의 울열(鬱熱, 간의 울열)이 생기기 쉽고, 그 열이 심(心)으로 치달아서 심에 열이 들어차고, 가벼운 공황 상태나 동계(動悸)[11]를 일으킬 가능성이 있다. 충맥은 비위에 의하여 양육되고 있다. 그런데 여기에서도 간기에 의하여 비기가 횡역을 받아 평온함과 느긋함을 잃고, 이에 따라 충분하게 충맥의 힘을 기를 여력이 부족해진다. 치료 방침으로써 우선, 간기의 울결에 의한 궐음풍목(厥陰風木)[12]의 풍

사(風邪)를 제거하여 심신의 스트레스 상태(긴장 상태)를 해소한다. 그 결과 생체 에너지의 편재가 해결되므로 장부의 움직임이 평온하고 안정된다. 따라서 신체는 기르는 힘의 추동력을 받아들이게 된다.

그런 뒤 생식기관에 직접 영향을 끼치는 신기를 기르는 것과, 충맥·임맥을 강건하게 함으로써 서둘러 임신할 수 있는 몸이 만들어진다.

요약	변증(辨證)[13] : 간기울결, 풍사내함 (肝氣鬱結 風邪內陷)[14]
	논치(論治) : 소간이기, 소풍산한 (疏肝理氣 疏風散寒)[15]

치료 경과	초진 ~ 4진	
	치료	폐유에 뜸을 놓았다. 백회(百會), 우측 족삼리, 우측 열결(列缺), 우측 태충혈(太衝穴)에 침을 놓았다.
	치료 효과	체중이 1~2kg 감소했으며, 몸을 묶고 있는 것과 같은 끈이 풀려서 상당히 편해진 느낌이라고 했다. 대추혈(大椎穴) 주위의 냉증 반응도 사라졌다.
	해설	폐기를 세우는 것을 중심으로, 신체의 가장 겉면의 울체를 풍사의 침습으로 여겨 제거했다. 그 결과 신체 전반에서 기의 울체가 없어지면서 몸의 굳는 느낌도 해소되었다. 환자는 몸을 옥죄는 불쾌함이 해소된 느낌을 받게 되고, '몸이 편안해진 듯하다'라고 말했다. 또한 기의 울체가 사라지면서 몸속에 정체된 수분이 배설됨에 따라 체중이 감소했으며, 대추혈 주변의 냉증도 해소되었다.
	5~8진	
	치료	우측 삼초유-우측 비유, 백회-우측 합곡혈(合谷穴)-좌측 태충혈, 족삼리혈에 침과 뜸을 놓았다.
	치료 효과	몸에 축적된 열감이 감소했다. 피부가 전체적으로 매끄러워졌다. 등 쪽에서 나타나는 현저한 좌우 차이가 없어졌다.

그 후	초진부터 주 1회의 침구치료를 지속한 결과, 1년 후 무사히 자연임신에 성공했다. 임신 중에도 주 1회의 침구치료를 계속 받았으며, 귀여운 딸아이를 순산했다.

해설 몸은 차차로 좋아진다

'서둘러서 임신하는 것'보다, 우선 신체의 전체적인 균형을 조절하는 것을 목표로 하는 것이 좋다. 이 사례는 신체를 조절할 때 차례차례 하는 것이 중요하다는 사실을 보여준다. 초진부터 8진까지 치료하면서 풍사와 한사(寒邪)가 침습한 것을 없앤 결과, 신체의 긴장 상태가 해소되었다. 그 결과 환자는 몸 전체가 편해졌다고 느꼈다.

이렇게 몸의 긴장 상태가 해소된 단계에 이르러야 환자에게 가장 중요한 문제를 좀 더 명확하게 파악할 수 있다.

환자는 문진에서 식욕도 좋으며 비위의 상태도 양호하다고 말했지만 진찰 결과 문제가 있는 부분이 드러났다. 경락의 절진에서의 좌우 족삼리혈의 허, 좌우 폐유혈에 발한, 우측 비유혈부터 기해유혈에 걸쳐서 허증(중심은 삼초유)을 드러내고 있다는 것을 참조하여 간단히 치료 방침을 정할 수 있었다. 즉 이 환자는 음식 등의 섭생(攝生) 방법이 조화롭지 못하여 비위가 허약해졌고, 그래서 초래된 신체의 부조화가 문제였다. 간단하게 말해 원래 몸이 약한 것이 문제였다는 뜻이다.

이 단계부터 섭생하는 부분을 본인 스스로가 개선하도록 하고, 침구치료로 임신에 가장 중요한 신기를 굳건하게 세우는 것을 적극 실시하는 것에 주력했다. 이와 같은 접근을 통해 임신을 목표로 하는 효과적인 치료가 가능했다.

'임신이 성립하는 데에는 한 번의 배란, 한 번의 수정, 한 번의 착상'으로 충분하다. 몸 상태가 개선되고 임신에 필요한 생명력이 높아지면 '임신에 이르는 일련의 과정이 원활하게 작동'되어 임신이 이루어진다.

이 사례의 환자는 생체 기능계에 잠복하고 있는 다양한 요소의 문제를 양파껍질 벗기듯 하나씩 해결하면서 몸이 차례차례 좋아지도록 한 결과, 임신에 이르렀다.

간울의 문제, 비기의 문제, 울열에 관한 문제, 충맥·임맥의 문제, 신기의 문제 등이 잠복해 있는 원인이었다. 따라서 위에 열거한 다양한 요소의 문제를 단번에 해결할 수는 없었다. 차근차근 순서를 정하여 해결해가면서 신체가 개선된 것이다.

이 사례가 나타내는 또 한 가지 중요한 점은 전 과정을 통해 치료 방침을 정할 때 우선순위를 정하고 지속적인 치료를 받아야 한다는 것이 이 환자는 풀타임으로 근무

하는 환경에서 출산 직전까지 바쁘게 일했음에도 불구하고, 임신 중에도 침구치료를 일주일에 한 번씩 지속했기 때문에 사랑스러운 아이를 출산하게 되었다는 사실을 기억하기 바란다.

❤ '둘째 불임'이라는 이상한 불임

첫째 아이는 자연스럽게 가졌는데, 둘째 아이는 좀처럼 생기지 않는 경우가 있다. 이와 같은 상황을 '둘째 불임'이라고 한다.

임신에 이르는 체계의 부조화

불임의 원인에 관해서는 일반적으로 기질, 배란, 정자, 수정장애, 착상장애 등 다양한 문제를 꼽을 수 있다.

그러나 둘째 불임의 경우에 임신에 관한 기본 문제들은 없다고 앞에서 설명했다. 이미 성공적인 출산을 경험한 사람에게 나타나는 불임이라는 말이다. 첫째는 순조롭게 출산했는데 둘째 때에는 왜 문제가 생겼을까? 보통 이런 문제로 고민하는 이유는 첫째 아이와 둘째 아이의 나이 터울이 커서인 경우가 많다. 조급한 마음이 들 수밖에 없는 것이다.

둘째 불임으로 병원에 가면 의사도 환자가 한번 임신과 출산을 경험한 적이 있다는 사실을 전제로 간단한 치료를 한다. 배란촉진제를 처방하여 과배란을 유도함으로써 배란 타이밍 등을 조절하는 것이다.

물론 한번 임신하고 출산했으니 수정장애나 착상장애 등 임신과 관련한 여러 문제가 없으리라고 판단하는 것도 이해가 된다. 배란이 있었다면 타이밍만 잘 맞출 경우 임신에 이르리라고 생각하는 것은 자연스러운 일이다. 그러나 그것만으로는 임신에 이르지 못하는 문제가 바로 둘째 불임이다.

아기를 원하는 이들을 보면서 임신에 대해 얻게 된 나의 관점은 이렇다. 성공적인 임신이란 '임신에 이르는 일련의 과정이 순조롭게 일어나는 것'이라는 점이다. 부부관계, 배란, 캐치업, 수정, 착상 등 각각의 단계가 순조롭게 일어나는 것이 관건이다.

배란을 하고 있다.

수정할 수 있다.

착상도 문제가 없는 것 같다.

그런데도 임신이 되지 않는다.

이와 같은 상황은 전체 과정이 조화롭지 않기 때문이다. 과정이 원활하지 않다면 임신이라는 결과로 이어질 수 없다. 각각의 과정 중 가장 큰 물리적인 원인은 정자와 난자가 만나지 못하기 때문에 수정란이 생기지 않아서이다.

이렇게 정자와 난자가 만나지 못하는 상태는 난관채가 배란된 난자를 난관으로 집어넣어 정자를 만나게 하는 과정을 해내지 못하는 '난관채의 부전', 즉 난관채장애(캐치업장애 혹은 픽업장애)에 의한 원인이다. 캐치업장애는 정자와 난자가 만나지 못하는 상태이므로, 아무리 배란을 촉진하는 치료를 해도 수정란이 생기지 않으며, 그 결과 임신에도 성공할 수 없다. 한번 임신한 경험이 있는 사람이라고 해도 '체외수정-수정란 이식'을 고려해야 하는 상황이 된다는 것이다.

둘째 불임인 사람은 '한번 임신했는데 체외수정까지 해야 하나?'라는 저항감을 강하게 느끼게 된다. '첫째는 순조롭게 임신할 수 있었는데 왜?'라는 고민을 하는 것도 당연하다.

따라서 둘째 불임에 관해 거듭 강조하고 싶은 나의 임상적 소견은 이렇다. 임신하기 위해서는 임신에 이르는 일련의 과정이 순조롭게 일어나는 것이 중요하다. 바로 이 과정이 원활하게 작동하지 않는 극단적인 상태가 둘째 불임임을 기억하길 바란다.

동양의학적 관점에서 본 둘째 불임

앞에서 나는 임신에는 선천의 정기(精氣)인 신기(腎氣)라는 생명력의 토대가 매우 중요하다는 것을 몇 차례나 강조하며 언급했다. 신의 기운이 여성의 생식 기능을 주도하며 생명력 자체를 지탱해주고 있기 때문이다.

출산이라는 행위는 이 선천지기인 신의 기운을 상당히 저하시키는 과정이기도 하다. 그렇기 때문에 모체의 생명력은 제하단전인 아랫배를 중심으로 크게 소실되고 만다. 하지만 원래 여성의 출산은 생리적인 현상이다. 출산을 통해 급격히 신기를 잃더라도 아기에게 모유를 수유하는 육아 생활에서 자연스럽게 회복되어 출산 이전 상태로 돌아갈 수 있게 된다. 그런데 출산 이후에 신기가 순조롭게 회복되지 않는다면 결국 그다음 임신에 이르는 과정 전체가 원활하게 작동하는 힘이 부족해지고, 결과적으로 둘째 불임이라는 상태에 빠지게 된다.

둘째 불임인 사람의 아랫배를 진찰해보면 확실히 '푹 꺼지는' 느낌을 확인할 수 있다. 아랫배에 생명력이 텅 비고 상해서 제하단전의 힘이 부족한 상태가 된 것이다. 아랫배에 생명력이 충실하지 못하므로 난관채의 움직임이 불량해지고, 그 결과 난자와 정자가 만나지 못하는 것이다. 설령 정자와 난자가 만나더라도 수정하고 착상하는 힘이 부족해질 수밖에 없다. 제하단전, 즉 아랫배의 힘 부족, 즉 생명력의 토대인 신기의 부족이 둘째 불임을 초래하는 원인이라는 것이다.

둘째 불임이라는 현상에는 임신에 이르는 각 과정에 불임으로 연결되는 결정적인 문제가 없다. 모체가 되는 신체에 전체적인 힘이 부족해져서 '과정 전체가 순조롭게 작동하지 않는 상태'가 둘째 불임인 것이다.

우리 치료원에서는 둘째 불임으로 고생하는 환자를 돕는 치료를 실시하고 있다. 첫째 출산 과정에서 소실된 아랫배의 신기를 중심으로 생명력을 보(補)함으로써 임신에 이르는 전체 과정이 순조롭게 움직일 수 있도록 돕는 치료다. 바로 이 점이 둘째 불임과 첫째 불임의 큰 차이이다.

실제로 많은 경우 둘째 불임은 아랫배에 힘이 충실해지도록 하는 것을 목표로 하면 다른 불임치료와 비교할 때 아주 쉽게 치료되곤 한다. 불임과 관련된 큰 장애를 없앰으로써 임신에 이르는 과정에 힘을 되돌려주기만 하면 임신에 성공하게 된다는 것이다. 아랫배에 힘이 충실해지는 것만으로도 정자와 난자가 제대로 만날 수 있게 되며, 그다음 과정인 수정, 착상, 임신이 순조롭게 진행된다. 이것이 둘째 불임 치료의 특징이다.

둘째 불임은 첫째 아이 출산이라는 과정에서 신기의 허손(虛損) 때문에 생긴 증상이라고 말할 수 있다. 이 신기의 생명력을 회복시킨다면, 그 후에는 모체가 되는 신체 스스로의 힘으로 충분히 임신에 이를 수 있게 된다.

서양의학에서는 둘째 불임을 치료할 때 배란 타이밍이나 인공수정 등의 치료를 오래 지속하고, 배란촉진제 같은 호르몬을 장기간 투여하는 방법을 사용한다. 이 과도한 배란촉진제 투약 때문에 결국 신기가 손상된다. 이와 같은 악순환의 고리에 빠져버리지 않도록 주의해야 한다. 배란이 원활하다는 사실을 확인할 수 있는 둘째 불임에 필요한 치료는 배란촉진제에 의한 과배란이 아니라, 제하단전의 힘, '생명을 잉태하는 자궁의 생명력'의 회복이다.

단 둘째 불임이라고 해도 특정 원인에 의해 복강 안에 유착이 있는 경우가 있다. 이런 때에는 무조건 동양의학적인 범주에서 생각하는 것이 능사가 아니다. 일정 기간 동안(6개월을 지표로 함) 경과를 관찰해본다. 그런데도 원활하게 둘째 아이가 임신되지 않는다면 복강경으로 관찰하면서 유착을 해소하는 치료나 체외수정 등의 치료를 고려해야 한다.

둘째 불임에 관한 동양의학적 침구치료

둘째 불임은 토대의 힘이 배양되고, 전신에 걸친 스트레스 상태가 완화되면 '임신에 이르는 일련의 과정'이 조화롭게 작동되어, 어느 틈에 치료되는 경우가 많다. 우리 치료원에서 실제로 그런 경우를 많이 보았다.

아랫배에 힘이 생기고, 난자와 정자가 잘 만나 부드럽게 착상할 수 있도록 하는 몸만들기가 중요하는 것은 앞에서 여러 번 강조했다. 이것은 첫째 불임이든 둘째 불임이든 굉장히 중요하다.

그러나 둘째 불임의 경우는 수정장애, 착상장애 등 불임에 영향을 미치는 큰 문제가 없기 때문에, 정자와 난자가 잘 만나게만 해주면 임신에 이르는 과정이 순조롭게 진행된다는 것이다.

이 과정이 순조롭게 작동되도록 하는 요소로서 침구치료는 대단히 효과적이다. 만약에 당신이 둘째 불임으로 고민하고 있다면 첫 번째 선택지로 침구치료를 추천한다.

둘째 불임 해결에 도움이 되는 북돋움 치료

둘째 불임으로 고민하던 사람의 사례를 살펴보자. 이 사람은 첫째 아이의 경우 통원 치료로 타이밍 지도 등을 받아 임신에 성공했고 무사히 출산도 했다. 그런데 둘째 아이는 뜻대로 되지 않았다. 불임 전문 병원에서 배란촉진제도 처방받고, 타이밍 지도도 계속 받아왔지만 임신이 되지 않는다는 것이다.

우리의 치료원에 내원하여 주 1회씩 침구치료를 시작하고, 3회가 끝났을 때 간단하게 임신을 했다.

이 사례에서처럼 둘째 불임은 예상했던 것보다 상당히 빠르게 좋은 결과가 나오곤 한다. 모체가 되는 신체의 생명력이 약간 부족했던 것이 문제가 되어 결과적으로 불임 상태에 처하는 것이 둘째 불임의 특징이다. 따라서 이런 경우에는 동양의학적으로 살짝 '끌어올리는' 북돋움 치료가 효과적이다.

사례 2

33세 여성, 주부

주요 증상	• 둘째 불임 • 냉증 • 생리불순

28세에 생리불순 때문에 통원 치료를 했다. 타이밍 지도 아래에 임신에 성공하고 29세에 출산했다.

31세에 자연임신이 되었으나 유산되었다. 그 후 1년 반 정도 통원하며 일반적인 불임검사를 받았다. 배란촉진제를 방받고 타이밍 지도 등을 받았으나 임신이 되지 않았다.

33세가 되어 우리 치료원에 내원했다.

생리는 32~38일 주기로 5일간 지속했고, 생리 전에 짜증이 나거나 피곤해지기도 했다. 생리혈에 끈기가 있는 막이 나오고, 생리 시작 후

	1, 2일째에 양이 많았다. 출산한 다음에 생리 양이 줄어들었다. 또한 기초체온이 지지부진했다(좀처럼 고온기가 되지 않음).
병인병리 치료 방침	내 소견으로 이 환자는 원래 신기가 허약한 체질이었다. 그런데 첫째 아이를 출산하는 과정에서 생명력을 과하게 사용하여 신기를 소진하고, 출산 후에도 조섭이 되지 않아 몸이 출산 전 상태로 완전히 회복되지 못하고 있었다. 잦은 소변과 잔뇨감이 있으며, 특히 야간에 빈뇨증이 있었다. 또한 아침에 일어났을 때 피로감이 남아 있는 것으로 보아 신허(腎虛)의 경향을 보이고 있었다. 몸을 봐도 관원혈(關元穴) 부위의 냉증, 좌우 대거혈(大巨穴)로부터 중주혈에 걸친 냉증, 하초의 냉증 등은 신의 허증을 생각하게 했다. 요골동맥의 맥진에서 척위(尺位)[16]의 맥상도 신기의 허증을 나타냈다. 따라서 나의 치료 방침은 신기를 세우고, 토대를 쌓아 임신에 이르게 하는 힘을 갖도록 하는 것이었다. 또한 심신에 쌓인 스트레스도 강하므로 기의 울체도 해소하는 것을 목표로 접근했다.

요약 신허증
익기보신(益氣補腎)
필요에 따라서 간기울결을 해소해야 한다.

치료 경과	아랫배에 힘이 모이도록 신기를 돋우는 치료를 했더니 3회 만에 임신하게 되었다.

해설 예상치 못했던 둘째 불임

이 환자는 29세에 첫아이를 출산했고, 2년쯤 뒤 자연임신을 했으나 유산되었다. 그다음부터는 좀처럼 임신이 되지 않아서 불임 전문 병원에 다니면서 일반적인 불임 검사를 받았고, 타이밍 지도를 받았으며, 배란촉진제를 처방받는 등 1년 6개월 동안 서양의학적 치료를 받았다. 그런데도 임신이 되지 않아 우리 치료원에 오게 되었다.

이 환자는 원래 신기가 허한 체질로 첫째 아이를 출산하고 뒤이어 자연유산을 겪으면서 신기가 손상되어 회복되지 않은 상태였다. 그런 원인으로 둘째 불임이라는 상태를 겪고 있다는 게 나의 소견이었다.

우리 치료원에서 치료를 시작하고, 다행히 3회차 치료가 끝난 다음에 간단하게 자연임신에 성공했다. 이 사례에서 생각할 수 있는 것은 반드시 신체적으로 결정적인 문제가 있고 거기에서 비롯된 장애가 있어야 불임이 되는 것은 아니라는 점이다. 이 환자는 그런 장애가 없음에도 불임을 겪고 있었는데, 슬쩍 북돋아주는 치료만으로도 불임 상태가 해결되어 거짓말처럼 자연임신에 성공했다. 이것이 둘째 불임의 특징이기도 하다.

그렇지만 출산 후의 난관유착이나 다른 기질적 요인이 있다면 아무리 침구치료를 구사하여 생명력을 활성화하는 치료를 하더라도 임신에 성공하지는 못할 것이다. 따라서 만약에 둘째 아이를 낳겠다는 생각으로 부부가 노력했음에도 불임 상태가 지속되고 있다면, 침구치료와 같은 동양의학적 치료를 받으면서 6개월에서 1년 정도의 경과를 관찰해보다가 상태가 나아지지 않으면 그때 서양의학적인 불임치료로 전환하는 결단을 하길 바란다. 상황에 따라서는 체외수정이라는 현대 의학의 기술을 고려해보는 것도 좋다.

류머티즘과 임신

류머티즘은 임신, 출산 후에 발병하는 경우가 많으며 젊은 여성을 괴롭히는 질병이기도 하다. 특히 임신 중에는 약을 먹을 수도 없어서 고민하는 사람도 많을 것이다. 이러한 기초 질환을 겪는 사람은 기본적으로 전문의의 지시에 따라야 하지만 임신 전부터 침구치료로 조절한다면 순조롭게 출산까지 갈 수 있다.

출산 후에 증상이 재발했을 때에도 침구치료가 도움이 된다. 특히 모유를 수유하는 산모는 치료제를 복용할 수 없으므로 침구치료는 강력한 지원이 된다.

침구치료가 보편적인 치료 방법이라고 말하기는 어렵지만 치료제를 복용할 수 없는 임신 중, 수유 중의 임산부에게는 침구치료라는 선택지가 있다는 사실을 알아두면 도움이 될 것이다.

다음에 소개할 사례는 출산 후 모유를 수유하던 중 류머티즘이 발병한 환자에게 적용했던 침구치료에 관한 것이다. 이 환자는 첫아이를 출산한 뒤 류머티즘이 발병했는데, 이후 둘째 아이를 낳기 원했다. 할머니도 류머티즘을 앓았던 가족력이 있는 이 환자에게 우리 치료원에서는 나타난 징후를 판별한 뒤 그에 상응하는 치료법을 구사했다.

사례 3
32세 여성, 주부, 아이(2세 7개월), 할머니가 류머티즘

주요 증상	• 손, 어깨, 발가락, 무릎, 팔꿈치에 염증에 의한 부종과 통증 • 손목, 손가락이 굳어 있고, 때로는 목도 아픔 • 장(腸)의 상태가 불량 • 둘째 아이를 원함	
병력	29세	첫째 아이 때 임신중독에 걸려 제왕절개로 출산
	30세	계속되는 수면 부족으로 피로한 상태에서 감기에 걸린 뒤 유선 부종이 생겨 수유 중단. 열이 내리고 난 뒤에 오른손 검지가 붉게 부었는데 견딜 만한 통증이었으므로 파스를 붙이는 것으로 처치
	31세	처음에는 오른손 검지의 근위지절관절에만 통증이 나타났지만 서서히 다른 손가락으로 확산됨. 시간이 지남에 따라 점점 손가락을 굽히기도 어렵고, 관절에 통증이 생

		기는 등의 증상이 나타남. 정형외과에서 류머티즘이라는 진단을 받고 진통 소염제 등 약물 치료를 받은 결과, 통증은 완화되고 부종도 약간 진정됨
	32세 2월	민간요법으로 류머티즘에 효과가 있다는 식초와 광천수를 마시고 걸쭉한 변을 많이 배변하게 되었고, 극심하게 피로감을 느끼면서 류머티즘 증상이 악화됨. 처음으로 어깨도 심하게 아프기 시작
	32세 3월	감기에도 걸리고 꽃가루 알레르기도 심해졌으나 임신을 원하고 있기 때문에 치료제를 복용하지 않음. 점점 증상이 악화됨. 손발 관절에 부종과 동통이 심한 상태에서 우리 치료원에 내원
고찰		비증(痺症), 이른바 류머티즘에서 가장 중요한 것은 생명력의 회복이다. 이 환자의 경우, 첫째 아이를 출산한 뒤 감기에 걸리고 류머티즘 증상이 발병했다. 그때 민간요법을 적용했는데, 생명력 회복을 위한 치료를 하지 않았기 때문에 발적(發赤) 등의 증상이 점차 심해졌다. 게다가 여름철이 되면서부터는 손가락, 손목 관절, 발가락, 팔꿈치 등에도 증상이 나타나기 시작했다. 류머티즘에 좋다는 광천수를 섭취한 것이 오히려 비기(위장의 힘)를 손상시켜 생명력이 허손된 상태가 되었다는 것이 나의 소견이다. 또한 꽃가루 알레르기로 불리는 계절성 화분증과 감기 증상이 겹쳐서 류머티즘이 더욱 악화되었다. 요약하면 아래와 같다. • 출산 후 육아로 인한 수면 부족, 피로가 쌓인 신체 • 광천수를 다량 섭취함으로써 비기, 신기를 해쳤고 그 결과 생명력이 허해진 상태 • 감기라는 풍사의 침습 • 꽃가루 알레르기라는 외사(外邪)에 의해 비기가 약해짐 • 이로 인해 류머티즘 증상이 더욱 악화

병인병리 치료 방침	이 환자는 임신을 계획하고 있었기 때문에 꽃가루 알레르기 억제제나 감기약도 복용하지 않은 채 견디고 있었다. 그러나 위에서 열거했듯이 여러 군데의 관절이 붉게 부어 있는 상태에서 임신하면 더욱 고통스러울 뿐이다.

그래서 일단 임신은 뒤로 미루도록 하고 울열 상태를 높이고 있는 꽃가루 알레르기를 억제하기 위해서 약제를 복용하도록 했다.

또한 생명력을 저하시키며 영위(營衛, 영혈과 위기)의 부조화를 초래하고 있는 감기도 빨리 치료하도록 약제의 도움을 받으라고 조언했다.

"우선 신체의 힘을 향상시키고 불필요한 울체를 제거해서 몸에 쌓인 열을 떨어뜨리며 몸의 부종이나 통증을 진정시킵시다. 임신은 몸의 상태가 좋아지면 언제든지 가능하므로, 일단 폭주하고 있는 류머티즘을 진정시킨 뒤에 임신을 생각하도록 합시다."

요약 간울기체(肝鬱氣滯), 비기허손(脾氣虛損), 소풍구사(疏風驅邪)[17] 사울열(瀉鬱熱), 통부(通腑), 보비(補脾)[18]

비기를 세우고 풍사를 제거하며, 기가 원활하게 순환하도록 함으로써 울체된 열을 제거한 뒤에 관절의 통증 등을 진정시켜간다.

치료 경과	치료 방침에 따라서 일주일에 1회 시술했다.

3개월 후	증상이 전체적으로 진정됨. 심한 통증은 감소됨
7개월 후	감기에 걸리면 증상이 악화되기도 하지만, 감기가 나으면 증상도 진정됨. 증상이 악화되었을 때에 진통제를 사용하면 진정되는 정도로 개선됨
1년 후	아침에 잠자리에서 일어났을 때에 류머티즘에 의한 전신 관절이 굳어지는 증상도 해소되고 전체적으로 증상이 진정된 상태. 손을 많이 사용한 날에는 관절에 부종이 생기지만 다음 날에는 해소됨. 피로나 감기로 인해서 증상이 악화되어도 진통제 등 약제는 거의 불필요한 정도로 개선됨

1년 3개월 뒤	둘째 아이 임신. 류머티즘 증상이 전체적으로 진정된 상태에서 둘째 아이 임신에 성공했다. 임신과 관련하여 병원 전문의와 상담한 결과, 류머티즘 약제를 복용하지 않았다면 문제가 없다고 했다.
임신의 경과	무사히 출산. 첫째 아이를 임신했을 때 혈압과 요단백 등으로 상태가 나빠져 임신중독증에 걸렸고, 결국 제왕절개로 출산을 하게 되었다. 그렇기 때문에 류머티즘 이외에도 몸 상태를 개선시키기 위해서 임신 전처럼 비기를 세우고, 가볍게 간기를 조정하는 치료를 실시했다. 더불어 임신에 대해서 힘을 가지도록 신기를 높이는 치료도 추가했다. 둘째 아이 때는 첫째 아이 때 나타났던 임신중독증도 없었고, 류머티즘 증상도 진정된 상태로 임신기를 보냈으며, 무사히 출산을 했다.
둘째 아이 출산 후 2개월	류머티즘 재발. 출산 후 침구치료를 쉬는 기간에 감기에 걸렸다. 낮잠을 한숨 자고 일어났을 때, 지금까지 경험해본 적이 없을 만큼 심한 관절의 굳어짐을 느끼고 우리 치료원에 내원했다. 침구치료는 급성기에는 일주일에 2회, 그 후 일주일에 1회를 실시했다. 급속히 악화되던 류머티즘도 출산 후 8개월 무렵에는 거의 임신 전의 상태로까지 진정되었다. 아침에 관절이 굳어지는 증상도 사라졌다.

왜 불임증이
나타날까

임신이 성립하기 위해서는 난자와 정자가 만나 수정하고 착상하기까지 많은 조건이 갖추어져야 한다. 그 조건들 중 한 가지라도 누락되면 바로 불임으로 이어지는 것이다. 따라서 불임의 원인은 여러 가지 인자가 중복되어 있거나, 반대로 검사를 해도 아무 데서도 명백한 불임의 원인을 찾을 수 없는 원인 불명의 것도 있다.

'얼마나 쉽게 임신이 되느냐'는 여성의 나이에 따라 크게 변화한다. 일반적으로 여성이 임신하기 가장 쉬운 연령은 20세 전후이다. 나이가 들어가고, 특히 30대 후반이 되면 해마다 임신하기 어려워진다. 따라서 아이를 갖고 싶어도 좀처럼 임신되지 않는 경우, 즉 불임의 경우는 나이와 함께 비례하는 것이다. 그리고 여성의 나이가 45세를 넘으면 비록 배란과 생리가 있어도 아기를 만들 수 있는 난자의 능력이 상실되기 때문에 임신의 가능성은 거의 사라진다.

세계보건기구의 통계에 따르면 나이를 고려하지 않는 불임의 원인에서, 남

77

성에게 원인이 있는 경우는 24퍼센트, 여성에게 원인이 있는 경우는 41퍼센트, 남녀 모두에게 원인이 있는 경우는 24퍼센트, 원인 불명은 11퍼센트다. 반면 남성과 여성에게 보통 다음과 같은 요인이 불임의 원인이 된다고 시사하고 있다.

성분화(性分化)의 이상

반음양(半陰陽), 터너증후군, 클라인펠터증후군, 선천성부신피질과형성증, 정소성여성화증후군 등은 불임을 낳는다는 사실이 잘 알려져 있다. Y염색체의 이상 등 다양한 유전자 이상, 염색체 이상이 원인으로 알려져 있지만 기본적으로는 여성 불임, 남성 불임이라는 두 개념으로 이해할 수 있다.

여성 질환에 의한 불임

임신을 하려면 배란, 수정이 이루어진 뒤 수정란이 수정되고 자궁에 착상하는 과정이 필요하다. 이 과정에서 어느 하나가 결손된다면 여성 인자에 의한 불임이 된다.

여성 질환에 의한 불임의 원인은 배란 인자(배란장애), 난관 인자(폐색, 협착, 유착), 자궁 인자(자궁근종, 자궁내막 폴립, 선천성 기형), 자궁경관 인자(자궁경관염, 자궁경관에서 점액 분비 이상 등), 면역 인자(항정자항체) 등이 있다. 그중 난관 인자가 여성 질환에 의한 불임 중 가장 높은 비율을 차지한다는 것이 일반적인 견해이다. 각각의 인자에 관해서는 본서 102쪽 '이준육의 불임 클리닉 03'에서 살펴보겠다.

78

내분비 배란 인자

내분비 배란에 이상이 생기면 일반적으로 무월경 등 생리 이상을 수반한다. 시상하부성, 뇌하수체계의 이상, 고프로락틴혈증[19], 다낭성난소증후군, 조기난소부전(조기폐경), 황체기능부전 등이 내분비 배란의 이상으로 알려져 있다.

무월경은 보통 속발성무월경과 원발성무월경으로 나뉜다. 속발성무월경은 정상적으로 월경을 하던 여성이 6개월 이상 월경이 없거나 평균 월경주기의 세 배 이상 기간 동안 무월경을 경험하는 증상을 말한다. 속발성무월경은 매우 빈도가 많은 질환이며, 특히 시상하부성에 의한 내분비 인자가 많다. 원발성무월경은 2차성징이 없으면서 14세까지 초경이 없거나 2차성징은 있으나 16세까지 초경이 없는 증상을 말하는데, 이런 경우는 극히 드물게 나타난다는 것이 생식의학회에서 밝혀졌다.

② 스스로 할 수 있는 몸만들기

임신은 충실한 신체의 토대 위에 안정된 심신이 합쳐져 하나의 새로운 생명을 만들고, 그 생명이 모체에 부드럽게 받아들여짐으로써 이루어진다. 아이가 들어서면 신기가 충실한 모체에서 길러지며, 10개월이라는 기간 동안 무럭무럭 자란다. 출산일이 임박하면 무르익은 과일이 꼭지에서 툭 떨어지듯이 아이가 태어나는 것이다.

자, 이제 미래의 어머니가 될 여성의 임신과 출산을 위한 몸만들기를 소개하고자 한다. 혼자서도 할 수 있는 방법이 많다.

♥
생명력을 향상시키는 신체 토대의 힘

몸만들기의 핵심 목표는 '생명력을 기르는 것'이다. 몸만들기는 임신뿐 아니라 당신의 인생을 건강하게 유지할 수 있는 길과도 통한다. 어쩌면 당신은 '임신보다도 당신의 생명력을 향상시키는 것이 우선'이라는 말에 실망했을지도 모르겠다. 그러나 멀리 돌아가는 듯 느껴질지라도 몸만들기는 임신을 위한 지름길이라는 사실을 기억하기 바란다.

나는 치료에 임할 때 전신 상태, 특히 생리 상태를 보면서 비위의 힘, 신기의 힘을 높이고, 전체적으로 안정되고 왕성한 생명력을 갖추는 몸만들기를 목표로 한다. 따라서 본인 스스로 할 수 있는 것도 많다. 토대 만들기는 약간 시간이 걸리겠지만 부부가 함께 즐기면서 생활의 일부로 받아들인다면 좋을 것이다.

몸의 생명력을 기르기 위해서는 다음 두 가지가 핵심이다.

첫째, 신기의 힘을 배양(제하단전의 힘을 배양하는 것)

둘째, 비기의 힘을 배양(위장의 힘을 배양하는 것)

신기의 힘을 배양

신기의 힘은 제하단전의 힘이기도 하다. 충실한 힘을 느낄 수 있는 부드러운 아랫배는 임신이 이루어지는 데에 아주 중요한 요소다. 또 임산부가 되어서도 신기를 충실하게 해서 제하단전에 힘이 충분히 실리도록 해야 한다. 제하단전의 힘은 안정된 자궁 상태를 만들어가는 데에 빠뜨려서는 안 되는 요소이다.

• 아랫배에 봉구(棒灸)

봉구란 봉뜸이라고도 하는 막대 모양의 뜸을 말한다. 이것으로 간접적으로 관원혈, 대거혈 등의 경혈을 따뜻하게 한다(그림 참조). 표면이 따뜻해지면 손바닥으로 꾹 누르되, 이때 그 온기가 자궁에까지 미치도록 누른다는 이미지를 그려보는 것이 중요하다. 따뜻함이 자궁에 도달한다는 생각을 하며 손바닥에 약간 힘을 주고 누르는 것이 요령이다.

따뜻함이 도달했다고 생각하면 다시 한번 봉구를 경혈의 표면에 접근시키며 따뜻하게 한다. 그리고 다시 자궁에 그 온기가 스며들도록 누른다.

이와 같은 요령으로 5~7회 반복해서 실시하고, 충분히 아랫배가 따뜻해진 것을 확인하고서 끝낸다. 봉구를 마치면 배가 따끈따끈해

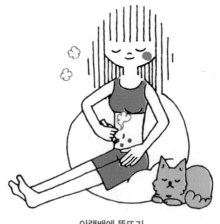

아랫배에 뜸뜨기

지고 온기가 지속되는 느낌이 들 것이다. 임산부라면 굳어진 자궁이
부드러워지는 것을 실감하게 될 것이다.

• 중주혈에 작은 뜸뜨기

배꼽 아래, 양쪽 옆자리에 중주라는 경혈이 있다.

환자의 배를 만져보면 아랫배가 차갑거나 부드럽지 않은 부위가
있는 사람이 꽤 많다. 우리 치료원에서는 중주혈에만 한정하지 않고,
그 부위에서 가장 약해져 있는 경혈이나 차가워진 경혈에 뜸을 뜰 수
있도록 표시를 해준다.

혼자서는 그 위치를 정확히 짚기 어려울지도 모르지만 중주, 대거,
관원, 기해 등의 하복부에 있는 경혈이 치료 부위가 되곤 한다. 찾을
수 없을 때에는 중주혈이나 관원혈을 목표로 해서 뜸을 떠보길 바란
다(자세한 뜸 요법은 본서 97~101쪽 참조).

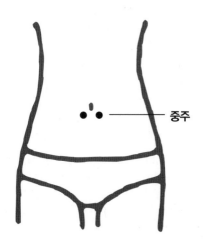

중주

• 숙면

수면은 신기를 향상시키는 데 대단히 중요한 역할을 한다.

피부를 곱게 하기 위해서는 오후 10시부터 새벽 2시까지의 수면이 중요하다는 말이 있다. 피부를 곱게 한다는 것은 곧 생명력을 향상시킨다는 뜻이다. 신기를 기르는 것도 마찬가지다.

밤에 생활하는 습관이 든 현대인에게는 일찍 잠을 잔다는 것은 어려울지도 모른다. 그러나 생활 패턴 전체를 다시 점검하고, 밤 10시에서 11시 사이에는 잠자리에 드는 습관을 들이는 노력이 필요하다. 신기를 튼튼하게 기르는 데에 수면은 빠뜨릴 수 없는 중요한 요소가 된다.

간혹 신기 향상에 무슨 음식을 섭취하면 좋겠느냐는 질문을 받는데, 무엇을 먹느냐보다 잠을 잘 자는 것이 몸에 훨씬 효과적이다. 무조건 잘 잘 것, 피부의 골든타임에 제대로 잠을 잘 것! 특히 난자의 성장에 관심이 있는 사람에게 일찍이 잠자리에 들어 숙면을 취하는 습관을 들이라고 권하고 싶다.

• 걷기

항문을 꽉 죄어 끌어 올린다고 생각하고, 배꼽과 연결한 선의 중심 부분을 느껴보자. 그 부분이 배꼽 아래 단전이라는 뜻의 제하단전이다. 당신의 의식을 제하단전에 두고, 마치 당신이 그곳에 있는 것처럼 느끼면서 천천히 걸음을 걷는다. 의식적으로 코에서 들이마시는 공기를 신체 깊숙한 곳까지 들이고, 손발의 말단 근육에 이를 때까지 천천히 공기를 들여보낸다. 빨리 걸을 필요는 없다. 의식을 두는 곳은 항상 신체의 아래쪽인 제하단전이다.

'노력하자', '많이 걷자' 이러한 마음으로 걸으면 의식이 머리 쪽으로 올라온다. 이른바 '기가 위로 들뜨는' 상태가 되어버린다. 현대인의 의식에 자리 잡고 있는 '노력하자'는 강한 의욕이다. 그러나 여기에서 걷기란 '뻗쳐 있는 기'를 강하게 틀어잡고 있는 상태가 아니라, 서두름이 없는 느긋한 마음으로 산소가 온몸의 구석구석까지 골고루 퍼지는 것을 의식하면서 걷는 자세를 말한다.

동양의학적으로 설명한다면 노력하자고 의식하며 걷는 것은 간기를 발동시켜 심신을 긴장 상태에 빠뜨린다. 몸의 충실도가 모자라는 사람이 이러한 의식으로 운동하면 마음이 긴장되고, 노력하자는 것

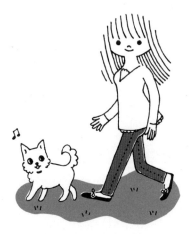

의식을 아랫배에 두고 걷기

이 중심이 되어 토대의 힘을 기를 수 없게 된다.

토대 힘을 소모해서라도 열심히 한다니, 이것이야말로 본말전도가 아니고 무엇이겠는가. 지금 필요한 것은 토대의 힘을 기르는 것이지 기를 들뜨게 하면서까지 노력하는 것이 아니다.

다시 말한다. '열심히 하자'라는 상태는 의식이 머리 쪽에 있다. 그리고 토대의 힘을 기를 때의 의식은 아랫배의 제하단전에 머무른다. 의식이 자리하는 위치가 중요하다는 뜻이다.

'아기를 갖고 싶다'는 마음으로 몸을 조절하는 사람은 보통 무엇을 하든 지나치게 노력하는 경향이 있다. 이렇게 지나치게 노력하면 의식의 포인트가 아랫배에서 위로 올라가버린다. 아기를 데려다주는 황새는 겨누면 겨눌수록 숨어버린다.

어깨의 힘을 빼고 걷는다.

길가에는 이름도 모르는 작은 꽃들이 피어 있다.

계절에 따라 변화가 있다는 증거가 무엇인지 아는가?

바람 냄새도 날마다 다르다.

어깨의 힘을 빼고 주위의 자연을 바라보라.

많은 생명이 여기저기 있다.

당신과 나도 그 일부이다.

걷는 시간 속에서 느긋하게 자연의 일부가 되어 녹아 들어가보자.

걷는 시간을 즐기고,

자연을 즐기며,

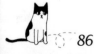

생명과 어우러지는 것을 즐기라.

신기는 신체 토대의 생명력이다.

신체를 둘러싼 방호막을 벗고 느긋하게 즐기는 시간 속에서 비로소 아기가 생긴다.

건강한 비기

비기는 위장의 힘을 말한다.

동양의학에서 생각하는 위장의 힘이란 음식물을 섭취하고, 그것을 받아들이고, 소화·흡수하고, 몸의 구석구석까지 제대로 배포하는 것을 뜻한다. 더불어 필요 없는 것을 대변이나 소변으로 배설시키는 것도 포함한다.

에너지원인 음식물을 온전히 받아들일 만한 몸이 갖추어져야만 비로소 음식물의 정미한 기운을 받아 누릴 수 있다. 따라서 아무리 맛있고 훌륭한 영양물질을 섭취한다고 해도, 이것을 온전히 받아들일 비위의 힘이 약한 상태라면 몸에 이롭지 않다. 영양물질이 흡수되지 않으면 그냥 배설되는 것이 아니라 오히려 몸에 부담을 주거나 질병이 시작되는 원인이 되기도 한다.

따라서 원론적으로 설명하자면 '무엇을 먹는가?'보다 '건강한 비위를 유지하는 것'이 더욱 중요하다. 다시 말하면 어떤 음식물이나 기능성 식품, 영양 성분을 섭취하는 것보다 비위를 주관하는 건전한 기운을 충실하게 하는 것이 더욱더 중요하다. 반대로 말하면 비위의 상태가 나쁘면 아무리 훌륭한 식품을 섭취해도 전혀 몸에 흡수되지 않는다. 비위가 온전하게 기능하고 있다면 음식물에서 필요한 영양을 제대로 추출해낼 수 있고, 필요 없는 것은 확실히 배출시킬 수 있다. 비위를 충실하게 하는 것은 몸만들기에서 중요한 과정이다.

• 간식 삼가기

건강한 비위를 만들기 위해서 비위의 상태를 좋게 유지해야 한다. 그러기 위해서는 간식을 삼가고, 매끼 식사를 소중하게 하는 생활 습관이 중요하다.

간식을 즐기는 경향에 관해서는 간단하게 개인마다 차이가 있다고 생각하기 쉽다. 그런데 특히 비의 기운(비기)이 약한 사람, 즉 위장의 기능이 허약한 사람일수록 간식을 즐기곤 한다. 이것은 악순환의 첫걸음이며, 비위의 힘이 허약한 사람이 빠져드는 덫이기도 하다.

비위의 힘이 약해 간식을 즐기는 사람의 경우, 식욕이 없고 수척해 있기 때문에 '영양이 부족하지 않을까'라고 생각해 그만 과자류와 같은 간식을 먹게 된다. 그리고 정작 끼니때가 되면 식욕이 없으므로 결국 식사는 하지 못하게 되어버린다.

간식을 삼가고 위장을 비워두는 것은 위장에 휴식 시간을 주는 것과 같다. 따라서 당연한 말이지만 규칙적인 식생활의 리듬이 중요하다.

또한 초콜릿 등의 과자류는 단맛이 강한 식품이므로 직접 비위에 부담을 주어 장기의 기운을 떨어뜨린다. 특히 초콜릿을 습관적으로 먹는 사람도 있다. 초콜릿은 간기를 세워주기 때문에 일시적으로는 의욕이 생기거나 기분이 상쾌해지는 특징이 있다. 그러나 등 뒤의 한가운데 부분이 항상 아프거나, 근육이나 관절에 통증이 있는 사람은 초콜릿 섭취를 끊기만 해도 그러한 통증이 나아지는 경우가 있다. 과일류도 위장을 차갑게 하는 성질이 많은 식품이므로 되도록 삼가야 한다.

한 번에 먹을 수 있는 식사량이 적은 사람은 식사 횟수를 나누는 것도 좋다. 하루 세 끼 식사와 간식보다 소량으로 네 끼를 규칙적으로 하는 식사 습관을 들여보자.

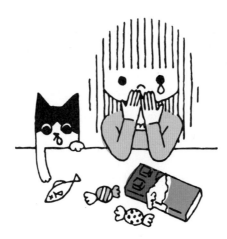

비기를 위해 간식 삼가기

위장 경혈에 뜸뜨기

족삼리혈은 신체를 강하게 하는 보건 혈로 유명하다. 이 경혈에 뜸을 뜨면 위장 상태가 좋아질 뿐 아니라 여러 면에서 유익하다고 알려져 있다. 또한 전신에 들떠 있는 기를 내려주므로 몸 전체를 건강하게 조절하는 방법이 이 혈에 뜸을 뜨는 것이다.

비유혈, 위유혈 등 쪽에 있는 경혈이므로 혼자서는 이 부위에 뜸을 뜰 수 없고 다른 사람의 도움을 받아야 한다.

뜸은 건강 관리에 매우 오랫동안 기여를 해왔다. 생활에서 뜸뜨기를 실천해보는 것을 추천한다.

♥ 스트레스에서 벗어나기

많은 사람이 스트레스가 불임 해결에 좋지 않다는 말을 들어봤을 것이다. 아이가 생기지 않는 것 자체가 스트레스인데, 스트레스라는 말을 꺼내는 것이 스트레스가 되니까 무척 피곤하다는 사람도 있다. 당연한 이야기이다.

종종 '포기하자마자 임신했다'는 경우를 본다. 서문에서 소개한 35세의 여성이 그러한 예이다. 주치의에게 이제 불임치료는 더 이상 의미가 없으므로 그만두자라는 말을 듣고 망연자실하여 집에 돌아가 실컷 울고 났더니, 그 뒤 자연임신이 된 것이다. 이 불임 상태의 환자는 그때까지 몸에 쌓여 있던 스트레스 상태가 한껏 울어버림으로써 해소되었다고 볼 수 있다.

그러나 이런 사례는 지금 당장 아이를 갖고 싶다고 간절히 원하는 사람에게 적용할 수는 없다. 도대체 어떤 마음가짐을 가져야 좋을지 모르겠는 심정은 불임을 겪고 있는 모든 환자가 공감할 수 있는 점일 것이다.

그래서 나는 한번 결정한 병원과 치료법이 있다면 사소한 사항에 얽매이지 말고 전문가에게 맡기는 것도 중요하다고 자주 조언하곤 한다. 자기 스스로가 어떻게 할 수도 없는 상황에서 같은 고민을 계속 되풀이하는 것은 자신을 지치게 할 뿐 아니라 스트레스를 키우는 길이다. 끊임없이 생각하고 집착하는 것보다도 일단 내려놓고, 큰 흐름에 맡겨버리는 것이 불필요한 스트레스 상태에 처하지 않는 방법이 된다.

스트레스 해소에도 토대의 힘이 필요하다

오락 활동으로 스트레스를 해소한다는 말을 자주 듣는다. 여기에는 약간의 주의가 필요하다. 스트레스를 받는다는 것은 동양의학적으로 말하면 신체 안에서 흐르고 있는 생명의 에너지, 즉 기(氣)가 울체된 상태를 가리킨다. 동양의학적 용어로 표현한다면 간기울결의 상태인 것이다.

간기란 삶의 의지이며, 각 개인이 지닌 마음의 모습이다. 간기는 안정되고도 활성화된 상태를 가장 좋아한다. 억제받으면 울결 상태가 되므로 몸과 마음이 답답해지고 힘들어진다. 결과적으로 신체 기혈의 순환이 나빠지므로 기분도 불쾌해진다.

스트레스를 해소하고 싶다는 마음은 이렇게 억제되고 있는 간기를 안정되고도 왕성하게 하기 위해서 발산하고 싶다는 충동과 같다. 이러저러한 오락 활동이나 노래방에서 노래를 부름으로써 스트레스를 발산하는 것은 이치에 맞는 좋은 방법이다.

다만 한 가지 주의해야 할 점이 있다. 스트레스를 해소하고 발산해 간기를 왕성하게 하기 위해서는 토대의 힘, 즉 비신(脾腎)의 힘이 필요하다는 것이다.

신체 토대의 힘이 있는 사람이라면 오락 등을 즐길 수 있고, 신체는 간기의 울결을 발산하여 여유롭고 원활한 심신을 얻을 수 있다. 사우나에서 땀을 흘리거나 노래방에서 마음껏 노래를 부르는 것, 적당한 음주를 즐기는 것이 이와 같은 경우이다. 이러저러한 오락 활동으로 스트레스가 해소되어 상쾌해지는 상태인 것이다.

그러나 토대의 힘이 없는 사람은 이러한 오락 활동으로 오히려 피로감이 누적되는 악순환에 빠져들 수 있다. 신체의 토대를 굳건히 세우는 것이 스트레스와 마주하는 힘의 근본이 된다는 것을 반드시 기억해야 한다.

스트레스를 해소하려는 욕망을 버린다

당신이 신체의 토대에 힘이 있는 사람이라면 스트레스를 발산하기 위해 사우나에서 땀 흘리기, 노래방에서 소리 지르기 등 무엇이든 할 수 있을 것이다. 그러나 신체의 토대에 힘이 부족하면 스트레스 자체를 발산하지 못하고 그냥 피로를 쌓기만 할 뿐이다. 다시 말해, 신체를 떠받쳐주는 힘이 없다면 스트레스 해소는커녕 더욱 피로가 쌓여서 오히려 토대의 힘을 해치는 악순환이 되풀이된다. 왜 이렇게 될까?

만약 당신이 무리해서 스트레스를 발산하려 한다면 당신의 몸도 토대의 힘을 억지로 사용하며 발산하는 것을 거들려고 한다. 그 결과 스트레스를 해소했는데 오히려 지쳐버린다. 실컷 땀을 흘리고, 원하는 만큼 노래를 불렀는데도 피곤한 사람이 있다면 바로 이런 이유 때문이다.

토대의 힘이 매우 약하여 허손 상태인 사람이 빠져드는 악순환은 다음과 같이 정리할 수 있다.

토대의 힘이 약해서 발산이 잘되지 않고 간기가 울체하기 쉽다.

⇩

간기가 울체했기 때문에 스트레스를 해소하고 싶다.

⇩

토대의 힘이 약해서 스트레스가 잘 해소되지 않으므로 억지로 발산한다.

⇩

억지로 발산해서 토대가 더욱 약해진다.

신체의 토대에 힘이 없어진다는 것은 생명력이 약해진다는 뜻이며, 이것은 임신을 원하는 사람에게는 큰 장애가 된다. 이러한 사람은 스트레스를 해소하는 것이 아니라 꼼꼼하게 '신체의 토대 만들기'에 집중해야 한다.

스트레스를 해소하고 싶다는 것은 오락을 하고 싶은 욕망과 관계가 있다. 욕망에 이끌려서 자기 신체가 지닌 역량 이상의 활동을 해버리면 그야말로 주객전도이다. 그러므로 스트레스를 해소하고 싶다면, 자신이 지닌 토대의 역량이 어느 정도인지 점검해봐야 한다. 신체의 토대를 굳건하게 세워야 할 때 자기 욕망에 지면 안 된다.

건전한 마음, 안정된 간기

사람이 살아가는 데에 간기, 즉 '삶의 의지, 지속적인 의욕'은 아주 소중한 것이다. 간기란 억제받으면 울체하며, 몸과 마음이 불편해지기 때문에 해소하고 발산해야 한다.

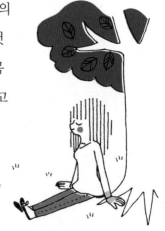

생명력의 토대인 신기, 비기에 기초해서 느긋하고 활성화되는 것이 간기이다.

튼튼한 신체의 토대 위에 간기가 여유롭게 손을 펴고 온몸에 울체 없이 기혈이 순환하고 있는, 느긋하고 편안한 상태가 이상적이다.

자신이 좋아하는 것을 지나치게 하지 말고, 즐길 수 있는 범위에서 하는 것도 좋다. 자신의 욕망을 어느 정도 수위에서 정리하는 것이 중요하다는 말이다. 욕망은 자신의 크기에 맞는 용량밖에 처리할 수 없다. 계속해서 무리하는 마음과 생활 습관은 다시 생각해볼 필요가 있다.

'굉장히 노력해도' 의욕이 생기지 않을 때

간기에 의해 지탱되는 노력이라는 삶의 의지는 인생을 앞으로 나아가게 하는 원동력이 된다. 사회생활을 하다 보면 아무래도 열심히 노력해야 할 때가 있다. 그때 인간은 간기를 크게 펼쳐서 원하는 바를 이루어낸다.

토대가 약하더라고 절박한 긴급 상황에서는 강한 삶의 의지로 예상보다 훨씬 더 많이 노력할 수도 있다. 그러나 긴급 상황 시의 행동은 어디까지나 특별한 경우에만 사용하는 것이다. 현대인은 자신의 그릇, 토대의 힘을 무시한 채 간기를 분발시켜서 계속 노력하는 경우가 많다. 매일 자신의 역량 이상의 것을 해내고 있는 셈이다.

언뜻 보면 '건강하게 노력하고 있는' 듯하지만 그 노력은 자신이 지닌 토대의 힘을 침범하고 있다. 그 결과로 토대가 점차 쇠약해져 그 위에 세워지는 '의욕, 삶의 의지'는 어느 순간 굉장히 수척해지고 지탱하기 어려워진다. 나타나는 위험신호는 짜증이 나며, 불안해지고, 의욕이 떨어지는 것이다. 일어서기 힘든 간기가 필사적으로 일어서려 하기 때문이다.

그러나 지나치게 성실한 성격의 사람은 열심히 해야 한다는 일념으로 위험신호마저 무시하며 계속해서 무리를 한다. 그러다가 어느 날에 간기를 세우는 토대의 힘이 바닥을 드러낸다. 우리가 흔히 우울하다고 말하는 상태가 바로 그때를 가리킨다.

우울 상태에 있는 사람에게는 열심히 노력하라는 말을 하면 안 된다. 동양의학적으로 보면 노력하는 토대가 소실된 상태라서 아무리 원해도 열심히 노력할 수 없다. 간기를 펼칠 수 없는 상태가 된 것이다.

동양의학적인 치료 방침은 '열심히 노력하는' 간기가 펼쳐지는 상태를 만드는 것이 아니라, 열심히 노력하기 위한 토대인 비신의 힘을 세우는 것이다. 그것이 가장 우선하는 목표이다.

삶의 의지력으로 자신이 지닌 토대의 힘을 무시하고 계속해서 노력한 결과는 자신의 의지력이 일어서는 토대까지 무너뜨린다.

토대의 역량과 자신이 원하는 행동이 일치하는지 되돌아보는 것이 건강한 인생을 보내기 위한 지혜일 것이다.

스스로 하는 뜸 시술

뜸은 아주 손쉬운 건강법이다. 평소에 다니는 한의원에서 당신에게 맞는 침구치료를 받는 것도 추천한다. 또 매일 다니며 치료받기 어려운 경우에는 한의사에게 당신 몸에 맞는 뜸의 종류나 부위를 알려달라고 부탁하는 것도 하나의 방법이다.

이 책에서 소개하는 몇 군데의 경혈에도 뜸 시술을 적용해보길 추천한다(족삼리혈, 비유혈, 위유혈, 신유혈, 관원혈, 중주혈 등).

뜸뜨기에 좋은 시간

뜸을 뜬다는 것은 몸속에 의식의 포인트를 만든다는 것과 같은 뜻이다. 따라서 신체 중에서 대단히 활성화되어 있는 부위가 있을 때에는 뜸뜨기를 피해야 한다. 예를 들어, 식사 전후는 위장이 활발하게 움직이고 있으므로 뜸을 뜨기에 부적당하다. 식사 전후 두 시간은 삼가야 한다.

목욕 직전에도 뜸을 뜨지 않아야 좋다. 목욕은 온몸의 기를 크게 순환시킨다. 만약 목욕 직전에 뜸을 뜨면 욕조에 들어가는 순간부터 의식의 포인트로서의 뜸이 무의미해진다.

욕조에 들어간 뒤에는 온몸의 기가 느긋하고 크게 순환한다. 바로 그때 의식의 포인트인 뜸을 뜨면 대단히 효과적이다. 다만 욕조에 잠긴 후의 피부는 부드럽게 불어 있는 상태이므로 수포(물집)가 생기기

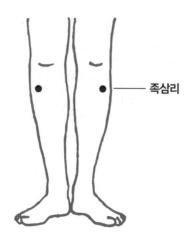

족삼리

쉽다. 물론 본인의 체질이나 피부 상태에 따르지만 스스로 주의하면서 뜸을 뜨기 좋은 타이밍을 판단한다. 가령 욕조에 들어간 뒤 15분쯤 뒤에 시작하는 식의 연구를 하면서 뜸을 떠야 좋다. 만약 수포와 같은 문제가 없다면 목욕을 하고 나서 바로 뜸뜨기를 추천한다.

시판되고 있는 뜸

약국이나 의료 용품을 파는 상점에 가면 집에서 뜸을 수 있는 도구가 여러 종류로 판매되고 있다.

한의원에서 전문가가 시술할 때 사용하는 뜸도 있고, 뜸은 반드시 뜨거워야 좋다고 생각하는 열렬한 뜸 애호가들이 사용하는 제품도 판매되고 있다.

내가 이 책에서 소개하는 뜸 요법은 생명력을 높이기 위한 신체의

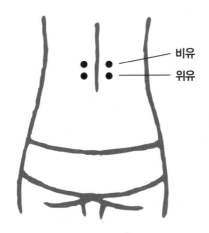

비유
위유

토대 만들기, 건강한 위장 만들기에 필요한 뜸이다. 이러한 이유로 여러분에게 부드러운 화력의 뜸을 추천하고 싶다. 이것은 화력이 강하지 않아 그리 뜨겁지 않은 뜸 종류의 하나이다.

시중에 판매되는 일반적인 뜸뜨기 용품은 지나치게 뜨거운 것이 많아 화상을 입는 경우가 잦다. 따라서 만약 보통의 뜸으로 화상을 입어 물집이 생긴 적이 있는 사람은 반드시 부드러운 유형의 뜸을 사용해보기를 추천한다.

이것으로 충분하다. 큰마음 먹고 훌륭한 건강 요법인 뜸뜨기에 관심을 기울였는데, 뜸이 뜨거울까 봐, 혹은 화상으로 물집이 생길까 봐 기피하게 된다면 안타까운 일 아니겠는가.

수포가 생기기 쉬운 사람은 피부 하층에 수분이 정체된 유형일 가능성이 많다. 그런 사람은 몸이 부어 있지 않은 아침에 뜸을 뜨라고

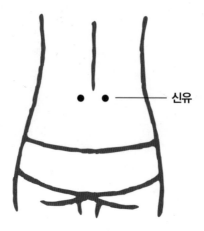

신유

추천한다. 또한 부드러운 화력의 뜸으로도 뜨거움을 느낀다면 위치를 약간 바꿔서 해보는 것도 좋다.

우리 치료원에서는 냉증이 심한 사람이나 임산부에게는 특별히 막대 모양의 뜸인 봉구를 추천한다.

뜸의 빈도와 횟수

매일 한 번, 적어도 일주일에 세 번 이상은 뜸을 떠야 효과적이다. 또한 한 군데의 경혈에 한 번씩 뜸을 뜨는 것을 원칙으로 한다. 너무 뜨겁다면 위치를 약간 바꾼다. 반대로 전혀 뜨거움이 느껴지지 않는다면 같은 장소에서 두세 번 반복해서 뜸을 놓아보자. 수포가 생길까 걱정된다면 약간 위치를 변경해도 된다. 따뜻함이나 뜨거움이 확실하게 느껴질 때까지 뜸을 놓는다.

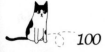

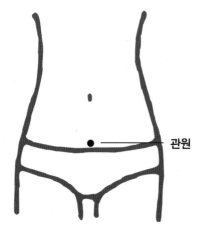

관원

어떻게 해도 뜨거움을 느끼기 어렵다면 강력한 뜸을 이용해야겠지만 지나치게 강한 자극도 좋지 않다는 것을 기억하길 바란다.

불임증을 낳는
여성 질환의 원인

배란 인자

규칙적으로 생리가 있는 여성의 경우는 생리가 시작하기 약 2주 전에 '배란'이 시작된다. 배란과 함께 여성호르몬의 분비가 활성화되고, 그 영향으로 자궁내막도 임신을 준비하게 된다. 그렇지만 수정과 착상이라는 임신 과정이 이루어지지 않으면 자궁내막은 탈각해 배출되는데 이 현상이 바로 월경이다.

그런데 생리불순이 심한 여성에게는 배란이 발생하지 않는 경우가 있다. 무배란의 원인은 갑상선 등 여성호르몬을 분비하는 분비샘에 영향을 미치는 질병, 극도의 비만이나 체중 감소, 배란이 억제되어 난소에 여러 개의 난포가 고여서, 월경 이상이나 불임을 낳는 다낭성난소증후군 등이 있다. 이러한 경우는 원인이 되는 질환을 치료하거나, 배란을 일으키는 치료를 한다.

또한 전혀 생리가 없는 경우에는 각종 호르몬 분비의 이상이 원인이 되고, 드물게는 조기난소부전(조기폐경)을 의심해볼 수 있다. 배란이 원활하게 이루어지는지 알기 위해서는 기초체온을 기록하는 것이 중요하다.

난관 인자

난관은 정자가 난자를 향하여 수정한 난이 다시 자궁으로 돌아가는 길이다. 난관이 염증 등으로 막힌 상태라면 임신은 성립하지 않는다. 특히 기생성 세균인 클라미디아에 감염되어 난관염이나 골반복막염을 앓은 적이 있는 사람의 경우, 대부분 무증상이지만 난관이 막혀 있기도 하다. 또한 심한 생리통이 있는 여성의 경우, 자궁내막증에 의해 난관 주위의 유착이 일어나 난관이 막혀 있기도 하다.

경관 인자

자궁경관은 자궁의 출구를 차단하는 장벽의 기능을 담당하는데, 마치 통과 비슷한 구조를 하고 있다. 배란이 가까워지면 그 통의 내부를 점액으로 가득 채워서 정자가 헤엄쳐 통과하기 쉬운 상태로 변화한다. 이 점액의 분비가 적거나 정자가 관통하는 데에 적합하지 않은 상태가 되면 정자가 자궁 안으로 들어가기 어려워지므로 임신이 잘 이루어지지 않을 수도 있다.

면역 인자

인체는 세균이나 바이러스 등의 외부 침입에서 자신을 지키기 위한 '면역'이라는 체계를 갖추고 있다. 이 면역 체계는 외래 물질의 침입을 쉽게 허용하지 않기 위한 중요한 방법이지만, 때로는 '항체'라고 불리는 면역 체계가 정자를 공격해버리는 경우도 있다.

정자를 공격하는 항체(항정자항체)를 가진 여성은 자궁경부 및 난관 안에서 항정자항체를 분비하고, 그 결과 정자가 운동성을 잃어 난자와 만날 수 없게 된다. 이런 경우 당연히 임신이 성립할 수 없다.

자궁 인자

선천적으로 자궁의 형태에 이상이 있거나, 자궁근종 등으로 자궁내막의 혈액 흐름이 불량하거나, 과거에 했던 자궁 안의 수술이나 염증에 의한 유착 등이 있는 여성이 있다. 이런 증상은 자궁 내에 도달한 수정란이 부착(착상)해서 자라는 것을 방해하므로 임신이 되지 않는다.

3장

동양의학과
고도생식의료

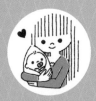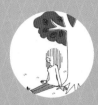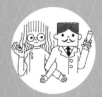

'아기를 원하는' 부부에게 자연스럽게 아이가 찾아오도록 몸을 조절하는 것은 무엇보다 필요한 과정이다. 보통은 몸이 건강해짐에 따라 자연스럽게 아기가 생기는 경우를 자주 보았다. 아기를 맞이할 수 있는 몸이 준비되고 난 뒤에야 아기가 찾아온다. 굉장히 자연스럽고 행복한 일이다.

그러나 건강한 몸에 아기가 생긴다는 이 자연스러운 과정이 모두에게 해당되지는 않기에 임신은 신기한 일이다. 아무 문제가 없다고 판단되는데 아기가 생기지 않을 때도 있다.

시간이 흐르는 것 자체도 불임의 요소로 작용한다. 서두르지 말자고 스스로 생각하지만 점점 나이만 먹게 되는 세월 앞에서, 임신을 원하는 여성의 나이는 심각한 문제가 된다. 그럴 때는 어떻게 하면 좋을까?

현대를 살아가는 우리에게는 여러 가지 선택지가 있다. 선택지가 많은 만큼 제대로 전략을 세우지 않으면 세월만 헛되이 보내고, 몸과 마음에 큰 부담만 주는 결과가 되는 것이다.

고민하고 방황하지만 쉽게 결정하지 못한다. 일단 결정을 해도 선택한 방법이 정말 좋은지 또 고민이 된다. 머릿속은 이런저런 생각으로 뒤죽박죽이 되어 결국 지쳐버린다.

아기가 생기지 않는 현실 앞에서 당신은 방황한다.

'이 선택으로 아기가 생길까?'

'실패하면 어떡하지?'

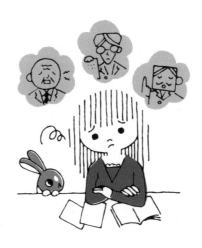

'이 치료 방법은 나에게 괜찮을까?'

이런 고민을 반복하는 사람들이 정말 많다.

자, 정말 무엇이 문제일까? 문제들을 하나하나 정리하고 부부가 원하는 것을 이야기하면서 전략을 세워야 한다.

우선, 전문 병원을 선택하는 것이 중요하다. 불임은 병이 아니다. 불임을 치료하기 위해 선택할 수 있는 길은 많다. 어떤 방법을 선택하든, 그 방법으로 임신에 성공한 사람이 있었다는 사실을 전제로 임해야 한다.

반면에 그 방법으로 임신에 성공하지 못한 사람도 있었다는 사실도 염두에 두어야 한다. 내가 선택한 방법이 옳았는지 아닌지는 임신 여부로만 입증할 수 있을 뿐이다. 누군가에게는 성공적이었던 방법이 당신에게도 그런지는 미지수이다. 그러므로 꼼꼼히 검토하고 선택하여 시도해볼 수밖에 없다.

현대 의학에서 불임치료를 전문으로 하는 의사도 저마다 입장이나 사고방식에 따라 제안하는 대처 방안이 다르다. 예를 들어, 환자의 생명력을 중요하게 생각하고 무엇보다 자연임신을 우선으로 생각하는 의사가 있는가 하면, 원인을 밝히는 것보다 체외수정 등의 방법으로 서둘러 문제를 해결하는 편이 좀 더 효과적이라고 생각하는 의사도 있다.

뿐인가. 남성 측에서의 원인을 중요시하는 의사가 있는가 하면 여성 측에서의 원인을 중요시하는 의사도 있고, 호르몬제를 투여해 다량의 배란을 일으키는 것으로 임신을 성공시키려는 의사가 있는가 하면 배란촉진제 등의 투여는 되도록 삼가는 의사도 있다. 이처럼 불임이라는 현상에 의사마다 최선이라고 생각하는 방안이 모두 다르다.

나는 우리 치료원을 찾아오는 환자들에게 그들이 받았던 불임치료 경험에 관한 이야기를 듣고서, 의사들의 사고방식이 정말 다양하다는 것, 그래서 치료 방안과 결과가 다를 수밖에 없다는 것을 절감했다.

다시 한번 강조하지만 불임이란 질병이 아니다. 옳은 길이 하나만 있는 것도 아니다. 따라서 다양한 사고방식 아래 여러 가지 해결 방법을 모색해볼 수 있는 것이 바로 불임 현상이다. 이렇게 많은 선택지가 있다는 것은 가능성도 많다는 뜻이다. 반대로 말하면 모두에게 적용할 만한 절대적인 방법도 없다는 뜻이다. 상황이 이러하니 불임을 겪는 사람들이 방황하는 것도 당연하다.

그러나 필요한 자세는 한 가지이다. 아기를 간절하게 기다리는 부부가 생각을 잘 정리하고, 자신들이 납득할 만한 가장 좋은 방법을 선택해서 아기와 만나는 여행을 떠나는 것이다. 그 여행이 알차고 즐겁기를 바랄 뿐이다.

① 동양의학과 서양의학의 이중 전략

나의 불임치료 방침은 크게 두 가지로 나누어 설명할 수 있다. '적극적 자세'와 '임신 능력 북돋움'이 바로 그것이다.

임신 능력 북돋움은 몸을 조절하는 것으로부터 임신에 이르는 일련의 과정이다. 동양의학은 이 임신 능력 북돋움을 목표로 실행하는 분야이다.

또 하나의 전략 적극적인 자세는 몸에 부담은 되지만 약제나 생명공학 기술의 힘을 빌려 임신을 성공시키는 것을 목표로 한다. 이 분야는 서양의학이 전문이다.

임신은 두 가지, 즉 적극적 자세나 임신 능력 북돋움만으로 성공하는 경우가 많다. 그러나 불임으로 오랫동안 고민해왔다면 아무래도 적극적 자세와 임신 능력 북돋움이라는 이중 전략이 필요하다.

물론 분명한 전제는 이것이다. 임신은 신비로운 생명현상이라는 것. 이 점을 분명히 인식하고 있어야 한다. 그러나 몸에 아무 문제가 없는데도 임신이 잘되지 않는다면, 임신을 신비로운 현상으로만 받아들여서는 안 된다. 이런 경우는 몸을 약간 북돋아주는 것만으로도 간단하게 임신이 된다. 나는 이런 사례를 우리 치료원에서 흔하게 경험하고 있다.

많은 불임 부부가 현대 의학에서 추천하는 배란촉진제 같은 약제, 체외수정 같은 고도의 의료 기술을 사용하지 않고 자연스럽게 아기가 생기길 원한다. 모든 결과가 물 흐르듯 자연스러운 과정을 통해 이루어지길 원하는 것은 당연하다.

하지만 여기에서 내가 소개하는 전략은 이런 불편한 절차도 포함한다. '적극적인 방법의 서양의학적인 도움을 받으면서, 몸의 임신 가능성을 북돋우는 병행 작전'이 좋은 결과를 낸 적이 많다.

서양의학적 방법이나 동양의학적 방법 중 한 가지에만 얽매이지 말고 유연한 자세로 아기를 만나기 위한 시간을 보내라고 추천하고 싶다. 여성의 신체적 나이는 임신에 큰 영향을 미치는 요인이기 때문이다. 시간을 절약하기 위해서라도 적극적으로 두 가지 방법을 병행하는 이중 전략을 펼치라고 추천한다. 두 가지 전략을 간단하게 달리 표현하면 이렇다.

- 몸 조절을 중심으로 하는 치료
- 몸의 힘이 상하더라도 다량의 배란을 유도하여 수정시키는 치료

이 두 가지 치료 방법은 서로 상반되는 듯하지만, 임신에 성공하기 위해서는 두 가지를 병행하는 것이 관건인 경우도 있다.

신체의 임신 능력을 향상시키면서 임신을 추구한다. 이 한 가지로 여의치 않다면 적극적인 자세의 작전을 펼친다. 즉 다량의 배란을 유도한 뒤 채란해서 체외수정을 한다.

두 가지의 절묘한 비법으로 수많은 부부가 아기를 갖게 되었다.

먼저 동양의학적 방법으로 생명력의 토대인 신체의 힘을 기른다. 이 한 가지 방법만으로도 충분히 임신할 수 있는 몸이 만들어진다. 그런 뒤 나이나 불임 상태에 따라서 유연하게 서양의학적인 방법인 적극적 자세를 병행해보라. 큰 효과를 볼 수 있을 것이다.

② 강력한 고도생식의료

배란촉진제를 사용하여 배란시키거나 채란한 난자를 수정하여 자궁 안으로 되돌리는 고도생식의료는 서양의학에서 불임치료를 할 때에 사용하는 방법이다. 이런 방법은 굉장히 적극적이며 공격적인 치료법으로서 불임증 치료에서 각광받는 기술이기도 하다.

그러나 단순히 위와 같은 물리적인 의료 기술만 있다고 임신이 이루어지는 것은 아니다. 임신이란 배란한 난을 자신의 힘으로 받거나 체외수정을 한 뒤 되돌려진 수정란을 모체인 자궁에서 부드럽게 받아들일 수 있는 힘이 있어야 가능하다. 즉 생식의학적 기술에 의존하더라도 모체인 여성의 생명력도 반드시 필요한 요소라는 것이다. '적극적인 자세'만으로 임신에 성공하지 못하는 이유가 바로 이 때문이다.

임신은 '임신에 이르게 하는 일련의 과정이 순조롭게 작동'할 수 있는 토대인 충실한 몸이 있어야 비로소 이루어진다. 과정이 순조롭게 작동하지 않는다면 아무리 배란을 촉진하더라도, 체외에서 완전하게 수정시킨 난을 자궁 안으로 되돌려주어도 임신에 성공하지 못한다.

체외수정이란, 임신에 이르는 일련의 과정 중에서 가장 큰 장애가 되는 수정 과정을 현대 의학적 방법으로 돕는 고도의 기술이다. 그러나 이것만으로는 부족한 경우가 많은 것이 현실이다.

정자, 난자, 난관채, 수정, 착상 등 각각의 과정에서 생기는 문제를 해결한다고 해도 임신에 이르는 과정이 순조롭게 작동하는 데에 필수인 신체 토대의 생명력이 허약하다면 소용없다.

서양의학적인 적극적인 방법은 생체의 생리 기능에 무리하게 적용되기 때문에 몸에도 큰 부담을 준다. 공격적 불임치료를 지속하다가 몸 상태가 악화되었다고 호소하는 사람들의 이야기를 우리 진료실에서 자주 듣는다.

몸 상태가 나빠지면 약제에 대한 반응성도 불량해진다. 그 결과, 투약하는 약제의 양을 늘리게 된다. 이러한 악순환 때문에 몸의 생명력이 저하되고 임신에 이르는 일련의 과정을 순조롭게 작동시킬 수 없게 된다. 결국 원하는 임신에서 더욱 멀어지는 것이다.

한편으로는 임신 능력을 향상시키는 동양의학적 방법으로 몸만들기가 이루어지면, 그것만으로 임신하는 경우가 있고, 적극적 자세인 서양의학의 불임치료만으로 임신하기도 한다. 두 가지 다 장단점이 있다. 적극적 자세인 서양의학적인 방법은 임신의 각 단계를 강화하는 것이 장점인 반면, 전체 과정이 순조롭게 진행되도록 생명력을 향상시키는 것은 잘할 수 없는 것이 단점이다. 반대로 동양의학에서는 몸의 토대를 만드는 데에는 효과적이지만 직접 물리적으로 수정시키거나 다량의 배란을 촉진하는 기능은 할 수 없다.

따라서 우리는 이러한 양쪽의 단점을 보완해서 좀 더 많은 장점을 활용한다는 사고방식을 지녀야 한다. 이 양쪽의 도움이야말로 불임에서 탈출하는, 더욱 강력한 응원군인 셈이다.

생명력을 향상시킴으로써 몸 상태가 좋아지면 배란의 수가 증가하거나 약제의 투여량도 줄일 수 있다. 몸만들기라는 동양의학적 방법이 서양의학적 불임치료를 지원하는 결과가 되는 것이다. 몸의 토대가 만들어지면 서양의학적 치료 과정에서 받는 신체적 부담도 감소되므로 생명력이 손상되는 악순환의 고리를 방지할 수 있게 된다.

체계적인 작전

임신을 위한 작전을 세울 때의 기준에는 다양한 요소가 반영된다. 결과 역시 어떤 작전을 썼느냐에 따라 크게 달라진다. 여기에서는 일반적인 기준을 다루겠다. 여성의 연령이 그중 하나이며, 지금까지 받아온 검사나 치료 경과도 작전을 세우는 데에 귀한 참고 자료가 된다.

기질적 문제는 최우선으로 해결해둔다

불임증의 요인 중에는 난관채장애, 즉 캐치업장애가 있다. 난관채가 난자를 받지 못해서 정자와 난자가 만나지 못하는 기능적인 문제인 것이다. 더불어 난관이 폐색되어 있거나, 정자가 없는 무정자증 등의 기질적인 문제로 불임증이 생기기도 한다. 기질적인 문제로 불임인 경우에는 선택지가 한정된다. 따라서 우선 기능적 문제인가 기질적 문제인가를 밝혀야 한다.

양쪽의 난관 폐색이나 정자의 문제 등이 요인이라면 '체외수정-수정란 이식'이라는 서양의학적 방법이 첫 번째 선택지가 되곤 한다. 또 자궁내막증, 자궁근종, 자궁선근종 등이 있다면 체외수정에 앞서 수술이 필요하기도 하다.

무엇보다 임신이 이루어지는 데에는 여성의 나이가 중요한 요소가 된다. 따라서 기질적으로 문제가 있는지 없는지를 밝히지 않은 채 시간을 헛되이 낭비하지 않도록, 정밀 검사를 통해서 문제를 파악하는 것이 최우선으로 해야 할 일이다.

고도생식의료를 머리 한편에 넣어둔다

타이밍 지도나 배란유도 등 일정 기간 동안 불임치료를 받고서도 결과가 나타나지 않는다면 고도생식의료, 즉 체외수정-수정란 이식이라는 방법도 선택지에 포함해야 한다.

우리 치료원에 오는 불임증 환자 중에 체외수정에 거부감을 느끼는 사람도 있다. 그들에게 내가 하고 싶은 말은 지금 당장 체외수정에 도전하라는 것이 아니라, 고도생식의료도 하나의 선택지로 포함해서 생각할 필요가 있다는 것이다.

나도 매일 불임치료의 체외수정-수정란 이식에 관해 상담하고,

이 주기에 맞추어 치료를 실시하고 있기 때문에 서양의학적인 이 방법이 당연하다고 생각하고 있다. 그리고 이 치료법을 고려하지 않고 불임증으로 고민하며 시간만 낭비하는 것은 얼마 남지 않은 기회를 놓치는 결과가 되므로 굉장히 안타까운 일이다. 도전해본 적이 없는 사람에게는 고도생식의료가 높은 장애물처럼 느껴지겠지만, 불임증 탈출을 위한 작전에서는 당연한 선택 가운데 하나이고, 현대 의학에서는 일반적인 치료법이라는 것을 기억하자.

고도생식의료에 앞서 대비할 사항

기질적인 문제가 그리 심하지 않은 사람은 곧바로 체외수정을 하지 않는 다른 선택지도 있다. 그러나 많은 경우 불임치료에서 고도생식의료도 고려해둔다면 유익한 점이 많다. 가령 정자와 난자가 만나지 못하는 난관채장애의 경우, 서양의학적 체외수정이 든든한 선택지가 된다.

그런데 난관채장애 상태에 대해 동양의학에서는 몸의 스트레스, 즉 간기의 울결 상태와 토대의 힘 부족, 즉 신허(腎虛)로 설명한다. 제하단전의 힘이 부족하고, 온몸이 스트레스 상태로 기의 울체를 겪고 있기 때문에 난관채가 잘 작동하지 않아 난자를 받지 못하고, 그 영향으로 정자와 난자가 만나지 못하는 것이라 추측한다. 생명력의 토대가 약하기 때문에 임신에 이르는 일련의 과정이 순조롭게 일어나지 못하는 상태인 것이다.

이런 경우에는 여러 선택지 중의 하나인 침구치료를 시도해보기를 추천한다. 토대에 힘을 세워서 몸 안에 정체해 있는 기의 울체를 제거하고, 안정되고도 원활한 상태로 만듦으로써 임신에 성공한 경우를 자주 보고 있다.

서문에서 소개한 포기하자마자 임신한 사례는 자연스럽게 기의 울체가 풀린 결과다. 지나치게 아기와 불임에 집착하지 않고 심신을 느긋하고 원활하게 하는 데에는 침구치료가 효과적이다. 침구치료는 생체의 기능계에 작용하여 임신에 이르는 일련의 과정이 순조롭게 진행되도록 도와주며, 그 결과 스르르 난관채가 작동해서 난자와 정자를 만나게 해주거나 포근하게 착상이 되도록 한다.

배란이 확실하지 않고 고온기가 짧은 상태에서도, 신체에 힘을 불어넣어주고 기의 울체를 제거하는 치료를 해주면 배란이 활발해지는데, 이는 기초체온표로 그려보면 알 수 있다. 침구치료를 통해 임신에 한 발짝 더 다가가는 것이다.

체외수정을 선택지로 생각했다면 더 이상 쓸데없는 약제 투약 등은 일단 중지하고 대략 6개월 정도의 기간을 두어 침구치료로 신체의 토대를 굳건히 해볼 것을 추천한다.

연령대별 불임 탈출 작전

여러 번 강조했듯이 여성의 연령과 임신은 밀접한 관계가 있다. 연령대별로 불임 탈출 전략을 살펴보되, 특별히 30세까지 또한 30대 초반과 후반으로 나누어 자세히 다루어보겠다.

30세까지

부부 두 사람이 불임증에 관한 기본 검사를 받은 결과 아무 문제가 없다는 사실이 확인되면 비교적 시간 여유가 있다. 자연임신을 하고 싶다는 마음이 강하다면 1년 정도 동양의학적 방법으로 접근하여 시도해보는 것도 좋다. 그때 기초체온표를 기록하고 타이밍을 조절하는 것도 적극 실천하도록 한다. 몸이 잘 조절되고 자연적으로 임신이 되는 연령대이므로 원하는 대로 이루어질 수 있는 시기이다.

만약 월경주기가 길고, 배란이 순조롭게 이루어지지 않는다면 동양의학적인 몸만들기를 중심으로 작전을 실행해보는 것도 좋다. 몸전체의 상태가 조절되어 배란이 잘 일어나면 그것만으로도 자연스럽게 임신이 되는 경우가 있다. 20대의 젊은 사람이 생리불순인 경우에는 서양의학적인 방법에 의지하기 전에, 우선 목표를 동양의학적 방법으로 몸만들기에 두길 추천한다.

1년이 길다고 여겨질지도 모르겠다. 하지만 이 시기에 생리를 조절하고 신체의 토대를 강건하게 만들어두는 것은 임신 자체만큼 중요하다. 임신 이후의 안태(安胎),[20] 출산, 육아 시기에도 튼튼한 신체의 토대가 중요한 역할을 하기 때문이다.

임신했다는 것은 아기를 자궁 안에서 튼튼하게 양육할 수 있는 엄마의 몸도 튼튼해야 한다는 뜻이다. 태중의 아기는 엄마의 생명력으로 자라기 때문이다. 다음 사례에서 신체를 조절하고 생명력을 회복한 뒤에 자연임신을 한 여성의 이야기를 소개하겠다.

사례 4
26세 여성, 162cm, 50kg

주요 증상	• 냉증, 어깨 결림 • 생리불순 • 불임
	약 2년 전부터 손발이 심하게 냉하고 감각이 없어지는 느낌이 든다. 굉장히 추위를 많이 탄다. 자력으로 생리를 하지 못하는 상태이며, 임신을 원하여 산부인과에서 치료받는 중이다.

문진	**20세 무렵까지**	아침에 식욕이 있었지만, 20세 이후부터는 식욕이 없다.
	20세 이후	강한 나른함과 때로는 부정맥이 나타나기도 한다.
	24세경부터	냉증, 어깨 결림 등의 증상이 더욱 심해지고, 손가락 끝은 감각이 없는 느낌이 들어 힘들다.
	추위를 심하게 타는 편이라 에어컨이 작동되는 곳이나 겨울철이 힘들다. 목욕하고 나면 피곤할 때가 있다. 대소변 상태는 좋다. 잠은 깊게 잘 자지만 잠투정을 하고, 다음 날 아침 피로가 남은 경우가 잦다.	

부인과계	• 13세에 초경 • 10대 후반 생리불순으로 부인과에서 진찰, 고프로락틴혈증 진단 • 생리는 한 달 이상 늦기도 하고, 1, 2주일쯤은 자주 늦음 • 한여름, 한겨울은 생리를 건너뛸 때도 있음 • 생리통이 있고 생리 전이나 초기에 두통, 안절부절못함, 피로감을 느낌. 아픈 부위는 아랫배. 생리혈의 색은 짙은 붉은색 • 18세, 20세, 25세에 자력으로 생리가 오지 않음 • 자력으로 생리가 오지 않는 상태가 된 25세 무렵부터 임신을 원하게 되었음 부인과에서 호르몬제를 중심으로 하는 불임치료와 초음파 진단기를 사용한 타이밍 지도를 받고 있다. 그러나 약을 복용하고 나서부터 한층 더 몸 상태가 나빠진 느낌이 들어 고생하고 있다.
절진	• 설진(舌診) : 혀의 상태는 윤택하고 색이 연하지만 가장자리에 붉은색 흔적이 있다. 설하정맥의 노창(怒脹)은 없다. • 맥진(脈診) : 가라앉고 있다. 척위가 특히 가라앉고 있다. 결대(結代)[21] 증상이 나타났다(7~8치(致)에 한 번의 결대가 있다). • 발바닥의 이내정혈(裏内庭穴) 부분에 굳은살이, 상배부에 여드름이 있다. • 허증(虛症), 좌측 합곡(合谷), 좌측 양지(陽池), 좌측 태백(太白), 양쪽 족삼리, 좌측 비유(발한), 양쪽 신유(냉증), 양쪽 대거(大巨, 냉증), 양쪽 폐유혈(냉증)
논치	생리가 원활하게 이루어지기 위해서는 신기가 지탱됨으로써 간기가 여유롭고도 활성화되어 있고, 비기와 충맥·임맥이 충실해야 한다. 기경팔맥인 충맥·임맥에 기가 충실하기 위해서는 우선 그 토대가 되는 장부가 충실해야 한다. 이 사례의 환자는 18세, 20세, 25세에 몇 번이나 생리가 자력으로 오지 않는 상태가 되었다. 이것은 환자가 온몸에 생명력이 부족한 기허 상태에 처해 있다는 것을 나타낸다. 이 때문에 생리를 담당하는 충맥·임

122

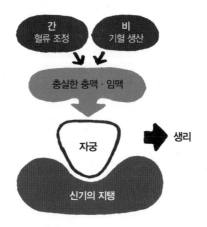

동양의학 관점에서 생리가 일어나는 과정의 개념도

맥이 빈약해져 생리불순 상태가 되었다고 본다.

목욕하고 나서 피곤해진다, 생리 전이나 초기에 피곤해진다, 손발의 감
각이 없어질 정도로 차갑다, 월경이 불규칙적이고 늦는 경우가 잦다,
한여름이나 한겨울에 월경을 건너뛰곤 한다, 월경이 자력으로 오지 않
는다는 등에서 기허의 문제가 많이 보인다. 쉽게 말해 온몸에 힘이 상
당히 부족하다는 뜻이다.

기허증은 기허를 일으키는 원인이 무엇인지 생각해야 한다. 이 환자는
비위의 상태가 20세경부터 약해졌다. 아침에 식욕이 없고, 그 무렵부
터 식욕이 전체적으로 낮아졌다. 그러나 공복감이 느껴지기는 하고, 식
사도 맛있을 뿐 아니라 변통에도 그리 문제가 없었다. 양쪽 족삼리의
허, 비유, 태백혈 등 그다지 비위의 상태가 좋지는 않지만, 생명의 그릇
이 깨져 있다고도 말할 수 없는 단계였다.

신(腎)의 문제는 20세 정도부터 나타났다. 잠투정을 한다는 것, 다음
날까지 피로가 남아 있다는 등의 증상으로 보아 신기가 허약하다는 사
실을 추정할 수 있다. 또 양쪽 신유, 대거 등의 허, 맥상이 가라앉고, 특
히 요골동맥에서의 척위가 가라앉는 것으로 보아 분명 신기가 허약하
다는 추측이 든다.

이 환자는 연령 면에서는 젊기 때문에 비위가 약해진 결과 생명의 그릇인 비신에 문제가 나타났다기보다, 생명의 힘으로 존재하는 생식기계에 문제가 생겼다고 보았다. 온몸의 생명력이 허약해진 결과 충맥·임맥이 충분한 힘으로 자궁을 양육하지 못하고, 결국 자력으로 생리가 오지 않는 상태를 초래한 것이다. 또한 비위가 제대로 온몸을 온양하지 않기 때문에 몸을 따뜻하게 할 수 없고, 냉증 등의 문제도 생겼다고 보았다.

이 환자의 상태를 개선시키기 위해서는 위장의 힘인 비기를 세우고 생명의 토대인 신기를 온양하며 몸을 따뜻하게 하는 힘을 갖도록 하는 것이 필요하다. 그리고 기허 상태를 보하여 온몸의 상태를 충실하게 하는 것이 충맥·임맥을 건강하게 하고, 생리나 임신에 관한 문제를 해결하는 것으로 이어지리라 생각했다.

이 환자는 자력으로 생리가 오지 않는 상태이기 때문에 부인과에서의 불임치료를 병행했다. 아직 26세의 젊은 사람이었다. 하루라도 빨리 아기를 갖고 싶다는 마음은 이해할 수 있지만, 생식의 관점에서 생각하면 시간적 여유가 있었다. 조금 더 신체의 충실도를 높여서 자력으로 생리가 올 정도로 회복된 뒤에, 부인과에서 불임치료를 재개하는 것을 권했다. 또한 간식은 삼가여 비위의 상태를 좀 더 개선시킬 필요가 있다는 것이 내 소견이었다.

요약 ・변증 : 기허(氣虛), 신양허(腎陽虛), 충맥·임맥의 허
・논치 : 건비온신(健脾溫腎)

비기를 세워서 온양하여 몸을 따뜻하게 하는 힘이 생기도록 한다. 또한 기허를 해결하고 충맥·임맥을 건강하게 하는 것을 목표로 일주일에 1회의 침구치료를 개시했다.

서양의학적 불임치료
이 환자는 서양의학의 불임치료를 받으면서 고프로락틴혈증의 약제나 다른 호르몬제를 복용하는 데다 타이밍 지도 아래에 불임치료를 해왔다. 그런데도 나는 환자의 몸 상태로 보아 임신을 목표로 급하게 서두르기보다는 잠시 쉬고 몸을 조절하여 자연스럽게 생리가 오도록 하는 것이 우선이라고 보았다.

이런 판단 아래 환자와의 상담에서 기초체온 그래프가 확실히 2단계로 그려지도록 침구치료에만 집중하자고 제안했다. 동양의학적 치료를 적용하다가 반응성이 나쁘거나 변화가 없다면 바로 산부인과로 돌아가서 다시 서양의학적 치료를 받자는 계획이었다. 잠시 서양의학적 불임치료를 중단하자고 제안한 것이다.

이런 제안에 환자는 동의했다. 마침 자신의 몸 상태가 나쁜 데다 생리도 자력으로 오지 않는 상황에서 임신을 위한 타이밍 지도가 몸에 부담이 된다고 느꼈기 때문이다.

치료 경과	6개월 뒤	전체적으로 몸 상태가 좋다고 말할 때가 많아짐. 지금까지 느껴왔던 피로감도 점점 풀려감
	10개월 뒤	한여름에는 생리가 늦어지는 경향이 있었지만 전체적으로 생리불순이 개선됨. 고온기가 14~15일 정도 지속되고, 기초체온 그래프가 확실하게 2단계로 나뉨
	1년 뒤	생리 문제는 해결되고 몸 상태도 상당히 양호해짐. 언제 임신해도 이상하지 않은 상태. 이 상태에서 앞으로 6개월 정도 경과를 지켜보고도 임신이 되지 않는다면 산부인과에서 불임치료를 재개하기로 함
	1년 2개월 뒤	고온기가 21일 지속. 환자는 혹시 임신 아닐까 싶었지만, 실망하게 되는 것이 두려워 확인하지 않음. 약국에서 임신검사기를 구매하여 확인해보라고 제안. 환자는 밝은 목소리로 전화를 걸어와 검사 결과 양성으로 나왔다고 알려줌
치료 결과		임신에 성공하여 출산했다. 산부인과 진찰에서 출산 예정일이 12월 초순이라고 했다. 진찰한 산부인과 의사는 환자가 20세 때 생리불순으로 찾아간 의사였다. 이 의사는 환자의 과거 진찰 기록을 보고 "자연임신했어요? 예전의 혈액검사 수치를 보면 신기할 정도네요"라고 말했다고 한다.
		환자는 임신 중에도 일주일에 1회의 침구치료를 지속적으로 받았으며, 임신 기간을 순조롭게 보내고 12월 초순에 예쁜 딸을 출산했다.

출산 후 2년	산후에는 생리가 조절되어 거의 규칙적이고 순조로웠다. 또한 전에는 쉽게 피곤해지고, 피곤해지면 바로 생리를 하지 않았는데, 이제는 완전히 건강해졌고 몸 전체가 튼튼해졌다.
총정리	출산은 여성의 신체가 크게 변하는 계기가 된다. 출산을 계기로 허손에 의한 질병인 류머티즘이나 천식 등이 발병하기도 하고, 반대로 이 사례의 환자처럼 몸 전체가 조절되어 튼튼해질 수도 있다.

출산은 여성의 신체가 크게 변하는 계기가 된다. 출산을 계기로 허손에 의한 질병인 류머티즘이나 천식 등이 발병하기도 하고, 반대로 이 사례의 환자처럼 몸 전체가 조절되어 튼튼해질 수도 있다.

이번 사례의 환자는 당장 치료 결과를 보는 것에 얽매이지 않고 확실하게 몸만들기를 했으며, 결국 본인과 치료사가 협력하여 좋은 결과를 얻었다.

주요 증상이 냉증, 어깨 결림, 불임일 때는 아무래도 겉으로 나타난 병의 증상에 대응하여 처치를 하는 치료 쪽으로 방향을 잡는 경우가 흔하다. 그러나 그러한 증상이 온몸의 문제에서 나타나고 있는 경우는 우선 전신 상태를 개선시켜야 하고, 전신 상태가 나아지면 나머지 문제는 자연스럽게 해결되는 경우가 많다. 언뜻 들으면 어려울 듯한 문제도 온몸의 생명력을 충실하게 함으로써 스스로 해결할 수 있게 되는 것이다.

이런 치료 방침이 답답하게 느껴지는 사람도 있을 것이다. 너무 멀리 돌아가는 것처럼 느껴지기 때문이다. 실제로 불임증이 주요 증상인 경우, 자신이 가임 적령기보다 고령이라고 생각하는 사람은 서양의학적인 불임치료와 생명력을 향상시키는 동양의학적인 치료를 병행하는 선택지도 고려해볼 수 있다.

그러나 이번 사례처럼 환자의 나이가 젊어서 시간적 여유가 있다면, 확실하게 생명력을 충실하게 하는 것이 문제를 근본적으로 해결하는 데에 도움이 된다. 이 문제를 해결해야 그 후의 인생 전반도 힘을 얻을 수 있다.

본인의 생명력이 충실해져서 자연임신이 된다면, 그 후의 임신 경과는 물론 산후에도 건강하게 지낼 수 있다.

30대 초반

여성의 나이가 30대 초반이라면, 동양의학적인 접근법으로 약 6개월간 몸을 조절하는 데에 집중해보자.

30세를 넘어서면 임신을 서두를 수밖에 없다. 만약 불임에 관한 기질적인 문제가 있는지 검사를 받지 않았다면 부부가 함께 그 검사를 받는 것이 우선되어야 한다. 검사 결과에서 기질적 문제가 없으면 동양의학적 방법으로 접근해보자. 6개월 정도를 지표로 정하여 그 기간 동안 타이밍을 조절해보는 것이다. 그래도 임신되지 않는다면 서둘러 서양의학적 방법과 연계하는 것이 중요하다.

이 연령대의 사람 중에는 더러 병원 검사에 거부감을 느끼는 이들도 있을 것이다. 그러나 자신의 나이를 고려하여 2년 이상 노력했음에도 자연임신이 되지 않는다면 냉정하게 현실을 파악해야 한다. 자연임신을 기다리다 시간만 낭비하는 안타까운 결과가 되지 않도록 말이다.

30대 후반

30대 후반대의 여성은 되도록 빨리 서양의학적인 상담을 받을 필요가 있다. 임신을 원하는 이 연령대의 여성은 괜한 치료와 투약으로 시간을 낭비하지 않는 현실적인 작전을 펼쳐야 한다. '시간과 소중한 난(卵)을 헛되게 하지 않고, 배란을 촉진하는 과잉 자극으로 몸에 부담을 주지 않는' 병원을 선택하는 것이 최우선 과제이다.

이 연령대의 여성은 특히 병원 선택에 신중을 기해야 한다. 자신에게 맞지 않는 병원을 선택해서 치료하다가는 삽시간에 시간만 지나버린다. 이 점을 절대 간과해서는 안 된다. 시간의 경과가 불임 문제를 더욱 어렵게 만들기 때문이다.

따라서 나는 불임치료의 주인공은 본인 자신이라는 사실을 분명히 인식하고 전략을 세우라고 제안하고 싶다. 체외수정 등을 적극 고려하여 도전해보는 것도 좋은 선택지가 될 수 있다. 과배란을 일으켜 체외수정에 도전하는, 비교적 몸에 부담이 되는 치료를 받을 경우에는 몸을 관리하는 치료도 필요하다. 따라서 동양의학적 방법도 적극 검토하고 적용하라고 추천한다. 간절히 기다리는 아기를 하루라도 빨리 만나기 위해서, 적극적인 자세와 임신 능력 북돋움이라는 이중 전략이 특히 필요한 연령대가 30대 후반이다.

연령 외의 문제들

"피임을 그만두고 3년 이상 지났다."

"불임에 관한 기본적인 검사도 다 받았다."

"타이밍 조절에도 나름대로 도전해봤다."

이러한 사람이라면 연령에 상관없이 고도생식의료를 고려해야 한다. 불임은 미리 원인을 찾는 것보다 결과를 냄으로써 원인을 알게 되는 경우가 많다. 즉 체외수정에서의 채란 과정을 통해 원인이 무엇인지 알게 되는 것이다. 얼마 동안의 동양의학적 수법 등으로 몸 상태를 조절해보고 그래도 결과가 나오지 않다면, 다음 방법을 생각해둘 필요가 있다.

♥ 특별한 원인이 없을 때

부부가 병원에서 서양의학적인 정밀 검사를 받은 결과, 불임이 될 만한 원인이 없다는 소견을 들었다는 경우를 많이 접하고 있다.

병원에서 이런 소견을 들은 부부는 보통 임신에 장애가 되는 원인이 없으므로 아이가 곧 생기리라 생각하며 아무 대응도 하지 않는다. 그렇게 몇 년을 그대로 지내는 사람도 있다.

병원에서 말하는 원인은 사실일까?

'원인이 없다'는 병원의 소견은 검사 항목 범위 내에서 원인이 될 만한 것이 없다는 뜻이다. 정밀 검사라고 해도 결국 한정된 범위 내에서 이루어지며, 그 범위 내에서만 원인이 없다(혹은 '없는 것 같다')는 것이다.

치료해야 하는 병적 원인이 없는데도 불임증을 겪는 부부가 있다. 이러한 경우, 병원에서는 말하는 '원인 없음'이라는 진단은 '병적 원인은 없음'이라고 이해해야 한다. 병적인 원인이 없어도 불임증은 일어나기 때문이다. 우리가 이미 앞에서 여러 번 살펴보았듯이 불임증은 임신에 이르는 일련의 과정이 순조롭게 이루어지지 않아 나타나기도 한다.

"정자 상태는 좋다."

"배란 상태도 좋다."

"난관에도 문제가 없다."

이런 병원의 소견만으로 임신에 이르는 전체 과정이 순조롭게 작동하는지 알 수가 없다. 이 과정이 순조로운지 아닌지는 '병적 상태' 유무에 대한 검사로 알 수 없기 때문이다.

서양의학적 검사란 체외수정 등의 치료 단계에 이르러서야 그때까지 드러나지 않았던 불임의 원인을 알게 되는 경우가 많다. 체외수정 전 단계까지의 검사에서는 '원인 없음'이었던 것이, 체외수정을 받음으로써 '원인 있음'이 되는 것이다.

그 예가 수정장애 현상이다. 수정장애가 있는지 없는지는 몸 밖에서 난자와 정자를 만나게 해야 알 수 있기 때문에, 자신에게 이 장애가 있는지 없는지 여부는 체외수정에 도전하고 나서야 비로소 알 수 있다.

타이밍 지도, 인공수정을 아무리 되풀이해도 수정장애가 있다면, 수정란이 생기지 않으므로 임신할 수 없다. 체외수정은 현미수정(顯微受精)이라는 방법으로 수정장애를 해결하는 경우가 많다. 달리 말하면 체외에서 수정하지 않으면 해결할 수 없는 문제인 것이다.

그러나 만약 체외수정에 도전하여 수정란을 자궁으로 되돌리고, 그다음 바로 임신했다면, 지금까지의 불임 상태는 정자와 난자가 만나지 못하는 난관채장애였다고 볼 수 있다. 수정장애나 착상장애가 아니라 단지 난관채가 난자를 받을 수 없었다는 것이다. 이 난관채장애도 체외수정을 하고 나서야 비로소 확인할 수 있다.

불임증이라는 현상은 일반적인 불임 검사로 알 수 있는 원인, 체외수정과 같은 치료를 시도해본 뒤 결과를 보고서 알 수 있는 원인, 결과를 확인하고서도 원인을 알 수 없는 경우가 있다. 원인을 밝혀낸다고 해도 결과가 나타나지 않으면 의미가 없다.

이것이 불임증을 치료할 때 다른 질환과 대응하는 방법이 다른 점이다.

"자궁내막증이 있으므로 임신되지 않는다."

"자궁근종이 있으므로 임신되지 않는다."

"자궁유착이 있으므로 임신되지 않는다."

확실히 이러한 요인이 있으면 불임이 되기가 쉽다. 그러나 자궁내막증이나 자궁근종이나 유착이 있어도 임신을 하는 이들도 있다. 이런 현상을 보면서 나는 세대를 이어가도록 해주는 임신이란 참으로 신비하다고 생각한다.

불임증의 원인이 이것일까 저것일까 추측하며 사소한 것에 얽매이기보다 상황에 따라서는 체외수정에 도전하는 결정이 빠를 수도 있다. 또한 불임에 영향을 미치는 원인이 있는 상태이더라도 침구치료 등을 적용하여 몸 상태를 개선시키면 자연임신으로 이어지기도 한다는 점을 말해두고 싶다.

불임에 관하여 지나치게 전전긍긍하면 정신적으로 약해질 수밖에 없다. 이는 당연히 불임에 더 안 좋은 영향을 미친다. 그래서 나는 우리 진료실에 오는 환자에게 '마음 편하게 침이라도 맞으며 심신의 긴장을 느긋하게 풀면서 작전을 세워보자'고 제안하며 대화를 시작한다. 그렇게 편안하게 이야기를 하면서 몸을 조절하다 보면 스르르 임신이 되기도 한다. 그러면 환자와 나는 "모처럼 좋은 작전을 세웠는데 아깝다"라는 농담을 하며 크게 웃기도 한다. 임신이라는 생명현상은 참으로 신비하기 그지없다.

마음의 결정을 내리지 못할 때

병원에서는 '원인 없음'이라는 진단을 내렸는데도 여전히 임신이 되지 않는다, 그렇다고 체외수정 같은 고도생식의료에 도전할 결심도 아직 서지 않는다는 사람이 있다.

이런 경우에는 동양의학적인 접근 방법으로 자연임신을 시도해보라고 강력하게 추천하고 싶다. 기질적인 요인이 없을 때에는 몸의 스트레스 상태(울체)를 없애거나 신기를 세우고, 충맥·임맥의 흐름을 원활하게 함으로써 자연임신이 되는 경우가 많다. 이런 경우의 환자는 임신에 이르는 일련의 과정이 순조롭게 진행되도록 하기 위해 약간의 지원이 필요했을 뿐이다.

난관채장애는 서양의학적으로는 체외수정으로만 해결할 수 있지만 동양의학적으로도 도움을 줄 수 있다. 하복부의 힘을 배양하고,

기의 울체(스트레스 상태)를 제거하여, 난관채가 부드럽게 움직이도록 하는 것이다.

실제로 이러한 동양의학적인 방법으로 불임에 영향을 끼치는 여러 가지 문제를 해결하기도 한다. '자기 힘으로 임신!'이라는 마음가짐을 뒷받침하는 데 침구치료가 대단히 효과적이다.

❤ 임신과 여성의 나이

대부분의 여성이 규칙적으로 생리를 하고 있으면 '나는 언제든지 임신할 수 있다'고 굳게 믿어버리는 경향이 있다. 그러나 실제로 임신에 도전했는데 잘되지 않으면 크게 상심하게 된다. 언제든 임신할 수 있다는 자신감에 반하는 상태 앞에서 큰 조바심을 느끼기도 한다.

임신과 관련해서 간과해서 안 되는 중요한 사실이 있다. 규칙적으로 생리를 하고 있더라도 20세 여성의 생식능력과 30대 후반 여성의 생식능력은 현저히 다르다는 사실 말이다.

나는 다양한 임상 경험에 따른 지견에 근거를 두고, 임신이 이루어지는 데에는 '생리'보다 '난(卵)'이 중요하다는 점을 강조하고 싶다. 생리가 난의 상태를 반영한다고 단언할 수 없기 때문이다. 규칙적으로 생리를 하더라도 20대와 30대 후반의 난의 상태는 큰 차이를 보인다. 여기에서 생식능력의 차이가 나타나는 것이다.

언젠가 아이를 낳겠다고 생각하는 대부분의 여성은 어렴풋이 자기 나이 문제를 의식하게 된다. 그러면서도 지난달의 생리와 이달의 생리가 같다고 생각한다. 매우 현실적으로 대단히 가혹한 말이 되겠지만, 여성의 임신을 말할 때, 나이라는 요소는 결코 피할 수 없는 중요한 문제이다.

앞에서 정리해둔 연령에 따른 작전 세우기 항목을 참고해주길 바란다. 즉 일정 기간 동안 관찰하고 난 뒤, 당신의 나이가 30세 이상인 까닭에 임신 확률이 상대적으로 떨어진다는 현실을 받아들였다면, 현대 의학의 적극적인 불임치료에 도움을 청하라는 말이다. 이것은 굉장히 합리적인 선택이다.

고도생식의료에 직면하고서야 '나이의 벽' 앞에서 한숨을 쉬는 사람이 많다. 나는 조금이라도 빨리 현실을 인식하고 행동으로 옮기라고 독려한다.

물론 막상 실행하려고 해도 용기가 없어서 병원에 가지 못하는 사람도 있다. 이러한 사람들의 심리를 나는 충분히 이해할 수 있다. 인간은 경험해본 적이 없는 것을 해야 하는 상황에 직면하면 두려움을 느낀다. 게다가, 고도생식의료란 남편이 함께해주지 않으면 하고 싶어도 못 한다. 고도생식의료라는 용어를 들으면 왠지 자신들이 평범하지 못하다는 느낌도 들 것이다.

그러나 역시 '임신과 여성의 나이'를 생각할 때 시간만큼 소중한 것이 없다. 이것이 남성과 다른, 여성만의 큰 문제이다.

만약 당신이 '첫걸음'을 내딛지 못하는 사람이라면 내 말에 귀를 기울여주길 바란다. 실제로 나는 고도생식의료의 도움을 얻으라고 많은 사람의 등을 떠밀었다.

물론 나는 동양의학 세계에 있는 사람이니 큰 맥락에서 '몸을 조절하고 생명력을 향상시키는' 치료를 하고 있다. 내 치료 과정의 도움을 받고 다음 세대를 잇는 아기가 탄생되는 것을 볼 때마다 큰 기쁨과 보람을 느끼고 있다.

그러한 내가 자연임신으로 아기를 원하는 사람의 등을 떠밀어서 고도생식의료의 문으로 들어가게 한 적이 헤아릴 수 없이 많다. 고도생식의료가 필요하다고 판단되면 나는 서양의학의 도움의 받으라는 제안을 망설이지 않고 했다.

당신이 용기를 내지 않고 우물쭈물하고 있다면 '고민만 하다가는 임신을 못 한다'는 강력한 메시지를 전하고 싶다. 거듭 강조하지만 시간은 소중하다. 오늘이 당신 인생에서 가장 젊은 날이다. 이 하루를 소중하게 생각하길 바란다.

♥ 아주 건강한데도 임신이 안 될 때

불임 상태에 있는 사람 중에는 불임이라는 것만 빼면 완전히 건강한 사람도 있다. 신체적인 문제가 없는데도 불임을 겪는 것이다. 남녀 궁합의 문제, 여성의 연령 문제 등이 원인이 되어 불임 상태가 더욱 고착되기도 한다.

이러한 문제는 자연도태라는 체계에서 고령의 여성이 임신하기 어려워지는 것과 연결된다. 어떤 의미에서 보면, 나이가 많은 여성이 임신하기 어려운 사실은 자연선택이라는 흐름 속에서 당연한 이치라고도 할 수 있다.

다행히 현대 의학이 나날이 진보함에 따라 고도생식의료 방법을 적용한 임신이라는 선택지가 생겼다. 이렇게 고도의 의료 기술의 도움을 얻는 임신이란 이전 세대에서는 불가능한 혜택이었다.

하지만 이런 치료 방법도 결국 가임 연령의 시기를 연장해주는 것에 불과하다. 따라서 혜택을 시기적절하게 받아들이는 유연한 자세가 불임 탈출 전략을 세우는 데에 필요하다.

당연한 말이지만 자연임신으로 생긴 아기도, 체외수정으로 생긴 아기도 똑같이 귀여운 자녀이다. 아무 차이도 없다. 체외수정으로 임신에 성공한 사람들도 아이가 배 속에 있을 때 입덧을 하고 태동을 느낄 때에는 자연임신이니 체외수정이니 하는 따위는 모두 잊게 된다. 그러므로 자연임신에 너무 구애받지 말고, 고도생식의료 방법을 적극 검토할 것을 추천한다. 약간의 도움을 얻는다는 마음가짐이면 충분하다.

몸만들기의 소중함

임신을 목표로 하는 여성은 임신 성공에만 주목하는 경향이 있지만, 정말로 중요한 것은 10개월이라는 임신 기간 동안 순조롭게 지낼 수 있는 확실한 몸의 토대이다.

아기와 엄마의 몸은 임신 기간 동안에는 하나의 생명과 같다. 따라서 엄마의 생명력이 곧 아기의 건강과 직결된다는 사실을 잊어서는 안 된다.

머지않아 엄마가 될 몸을 만듦으로써 생명력의 토대가 강건해지면 임신에 성공할 가능성이 높아진다. 생명력의 토대가 강건해야 태중에서 아기를 기르고 태반을 통해 생명을 나누는 임신 기간, 모유를 통해 생명력을 나누는 수유 기간에도 아이와 엄마가 건강하게 지낼 수 있다.

임신은 아이에게 직접 엄마의 생명력을 나눠주는 기간이고, 출산은 엄마의 생명력이 크게 상할 가능성이 있는 위험한 때이다. 이 과정을 순조롭게 통과하기 위해서라도 몸의 생명력의 토대를 성실하게 만들어야 한다.

장기간 받아온 인공수정과 배란유도

임신을 원하는 사람과 대화하다 보면 불임치료를 받은 기간이 굉장히 길어서 놀랄 때가 있다. 만약 타이밍 지도나 인공수정을 어느 정도 도전해보았다면(약 6회), 더 이상 같은 치료를 받는 것은 의미가 없다. 그 사실을 모르기 때문에 그렇게 오랫동안 어려운 치료를 받아온 것이다.

이렇게 오랫동안 치료받고도 효과가 없을 때에는 어떻게 대처해야 할까. 나는 방향을 결정하는 주체는 눈앞의 의사가 아니라 당신 자신이라는 것을 강조하고 싶다.

어떻게 하면 임신에 성공할까, 어떤 방법이 최적일까에 대한 판단도 의사의 사고방식에 따라 저마다 다르고, 해당 병원의 의료 설비 상황에 따라서도 달라진다. 예를 들어서 어떤 병원이 다른 병원과 비교하여 첨단의 고도 설비를 갖추었다고 해도, 전문 불임치료 의료 기관 전체 수준에서 보면 그리 대수롭지 않은 경우도 있다. 거듭 강조하지만 당신에게 가장 좋은 방법을 최종으로 생각하고 결정하는 사람은 병원 의사가 아니라 당신 자신이다.

우리가 편의상 '환자', '치료'라는 표현을 계속 쓰기는 하지만 불임은 병이 아니다. 그렇기에 각각의 상황에 따른 선택지가 있다. 판단에 따라 그 어떤 선택도 다 할 수가 있다. 병원 치료 문제에서도 마찬가지이다. 의사마다 사고방식이 다르다. 결국 임신에 이르는 길은 부부에게 있다. 몰랐다고 나중에 후회하지 않도록 부부가 중심이 되어 치료 방법을 선택해야 한다.

우리 치료원에 온 이들에게 불임치료 경력을 물으면, 열 번, 스무 번의 인공수정, 매달 배란유도제를 사용한 타이밍 치료 등을 받고 있다고들 한다. 이런 사람을 만날 때마다 큰 의문이 든다. 대체 막연히 몇 번씩 과배란을 유도하는 치료로 임신이 성공한 건수는 얼마나 될까?

장기간 반복적으로 불임치료를 받고 있는 어떤 환자는 투약으로 치료받는 과정이 지속되면서 몸 상태가 나빠지거나, 치료에 대한 반응성이 나빠진 것을 확실하게 느끼기도 한다.

"불임치료로 몸 상태는 더욱 나빠졌어요. 그래도 임신되지 않으니 계속할 수밖에 없는 걸까요?"

"병원의 주치의가 다음 달에도 하자고 하니까…… 매달 그 흐름에 맞추어서…….'

이렇게 방황하면서 허송세월을 보낸 사람도 많다. 위와 같은 치료가 길어지는 경우는 다음과 같은 특징이 있다.

병원의 생식의료 서비스 수준이 인공수정까지인 경우

통원하는 병원이 인공수정까지밖에 못 한다면, 아무래도 인공수정의 횟수가 많아지는 경향이 있다. 환자가 강하게 원하는 것을 분명하게 말하지 않은 한 병원에서는 다른 병원으로 바꾸라고 권하지 않는다.

이 경우에는 계속 그 병원에 다닐지의 여부를 주치의와 상담할 필요가 있다. 당사자인 부부가 고도생식의료가 필요한지를 판단하고, 아니라면 다른 전문 병원을 선택할 필요도 있다. 주인공은 어디까지나 부부이다. 그러므로 신중하게 생각하여 잘 판단해야 한다.

한 번 임신한 경험이 있는 경우

출산에까지 이르지 못했더라도 임신 경험이 있으면 오랫동안 타이밍이나 인공수정을 지속하는 경향이 있다. '둘째 불임'이 바로 그러한 예이다.

임신한 경험이 있는데도 불임을 겪고 있다면 이 책 2장의 둘째 불임 항목을 참고하고, 임신하기 위해서는 어떻게 하면 좋을지 생각보기 바란다. 신체의 힘이 떨어져서 임신하지 못하는 경우도 있다. 그럴 때에는 우선 동양의학적인 치료를 고려해보면 어떨까 싶다.

또한 유산을 되풀이하는 사람에게는 불육인자(不育因子)[22]가 영향을 끼치고 있는 경우가 있다. 이것에 대해서는 전문 병원에서 검사를 받아봐야 한다. 임신과 동시에 투약 치료가 필요한 경우도 있다. 이것도 담당 의사와 잘 상담하여 확실한 작전을 세워야 한다.

체외수정 방법에 저항감이 있는 경우

배란유도제 등을 사용하는 치료를 장기간 계속할 때 생기는 단점을 잘 알면서도 체외수정 같은 고도생식의료에는 왠지 모르게 저항감을 느껴 결단을 내리지 못하는 사람이 여기에 해당한다. 그 저항감 때문에 반복적으로 배란유도제를 사용하는 타이밍 조절이나 인공수정만 되풀이하는 경우이다.

물론 나는 불임치료의 방법을 선택할 때는 기본적으로 부부의 생각이 중요하다고 본다. 아기를 갖고 싶기는 하지만 체외수정까지는 않지 않겠다는 선택도 이 부부의 결정으로 이해할 수 있다.

다만 단지 '막연하게 체외수정 같은 치료까지는 하고 싶지 않다'는 식의 사고방식이라면 매우 안타까운 일이라고 생각한다. 현대 의학의 불임치료에서 체외수정 등의 고도생식의료는 당연한 기술로 취급받는다. 지금까지 나의 추천을 받고 용기를 내어 불임 전문 병원에서 체외수정을 한 사람이 몇 명이나 있는데 그들은 모두 한결같은 소감을 말했다.

"내키지는 않았지만 선생님이 추천해서 가봤는데, 정말 잘했다고 생각해요."

기본적으로 체외수정은 비용도 많이 들기 때문에 정신적으로나 경제적으로 쉬운 선택은 아니다.[23] 내 추천을 받은 대다수가 "체외수정까지?"라는 반응을 보이기도 했다. 그러나 일단 체외수정 등을 중심으로 하는 불임 전문 병원에 갔던 환자들은 "권해줘서 고맙다", "역시 잘했다"라는 소감을 밝혔다.

전문 병원에 가보면 지금까지 알 수 없었던 불임의 원인까지 알게 되는 경우도 있고, 단 한 차례의 주기도 헛되지 않게, 하나의 난(卵)도 소홀히 하지 않는 세밀한 대처에 놀랄 것이다. 역시 전문가는 뭔가 달라도 다르구나라고 생각하게 된다는 것이다. 어떤 분야를 전문으로 다루고 있다는 것은 특별한 의미가 있다. 지금 당신의 '왠지 모를' 기분만으로 다음 세대를 잇는 중대한 결정을 포기하지는 말자.

어떻게든 자연임신을 하고 싶은 경우

마지막은 불임치료를 체외수정 등의 방법으로 받지 않겠다는 경우이다. 이것은 서양의학적 치료에서 약제를 많이 사용한 결과 신체를 이루는 토대의 힘인 신기가 쇠약해져, 불임 상태가 더욱 악화되는 것은 아닐지 염려하는 사람의 선택지이다. 어떻게든 자연임신에 이르도록 토대 힘을 강건하게 하는 것으로 결단을 내린 사람에 해당한다.

이 사람의 선택은 침구치료 등의 동양의학적 방법을 적극 적용하는 것이다. 신체의 상태를 개선시켜 임신을 노리는 전략이다.

임신이 이루어지는 물리적인 요소로는 한 번의 배란, 한 번의 수정, 한 번의 착상만 있으면 된다. 그런데 배란을 유도하는 촉진제를 사용해도 임신이 되지 않는다면, 과잉 배란을 시킨 만큼의 부작용이 몸에 남게 된다.

따라서 신체의 힘부터 쌓아서 생명력을 높인다는 생각으로 작전을 세우면, 여러 면에서 유익할 것이다.

쓸데없는 행동은 그만

임신을 원하고, 어느 정도 실현 가능한 작전을 세웠다 해도 '불안'해서 여러 가지 방법을 총동원하는 사람이 많다. 이 사람의 심정은 이해할 수 있다. 무엇 하나 소홀히 않고 싶지 않은 것이다. 그런데 그것이 오히려 큰 단점으로 작용하곤 한다. 이런 사람들은 보통 다음과 같은 특징을 보인다.

- 아무것도 하지 않고 있으면 불안해져 병원에 가게 된다.
- 제대로 난이 자라고 있는지 초음파로 확인하지 않으면 불안해서 병원에 간다.
- 약을 사용하기는 싫지만 불안해서 복용한다.

이러면 결국 몸의 힘을 해치고, 불임 상태를 더욱 악화시키는 결과를 낳곤 한다.

물론 내 일이 아니므로 너무 쉽게 '헛된 방법은 그만두라'고 말하는지도 모른다. 당사자들은 아주 고민스러울 것이다. 불안해서 견딜 수 없는 기분도 들 것이다. 그렇지만 역시 단호히 말할 수밖에 없다. "쓸데없는 행동은 그만두라."

불임치료에서의 쓸데없는 행동이 단순히 헛되기만 하다면 좋겠지만, 그런 행동을 되풀이하는 것은 몸에 큰 불이익이 되고, 결국 그것 때문에 불임 상태를 더욱 고착시키기도 한다는 사실을 기억해야 한다.

다시 한번 강조하지만, 헛된 행동은 멈추길 바란다. 악순환의 고리에서 벗어나기 위해서는 결단이 필요하다. 집착하던 것을 내려놓을 때라야 비로소 다음 단계로 나아갈 수 있다. 이제 용기를 내어 집착하고 있는 것과 결별하자.

♥ 병원을 쉬기

부부 두 사람이 오로지 아기만 간절히 생각하다 몸과 마음이 지쳐버리면 왕왕 가장 소중한 것을 잃고 방황하기도 한다. 가장 소중한 것이란 바로 부부 사이에 자리 잡고 있는 애정을 말한다. 지쳐 있다면 이제 통원 치료를 쉬도록 한다. 불임치료에서 한 발짝 떨어져 있자는 뜻이다.

전문 병원에서 받아왔던 서양의학적인 치료가 무엇이었든 그것을 하지 않는 시간은 몸을 기르는 시간으로 이어진다. 부부 두 사람의 관계를 새롭게 쌓는 소중한 계기가 되기도 한다. 이렇게 소중한 요양의 시간에 부부가 서로 느긋하게 대화의 꽃을 피워보면 어떨까?

불임증을 낳는
남성 질환의 원인

불임의 원인이 남성에게 있는 경우와 여성에게 있는 경우의 비율은 거의 반반이라고 알려져 있다. 남성 불임의 원인은 사정이 잘되지 않는 경우(성기 능장애), 사정되는 정액 속의 정자 수와 정자의 운동성이 나쁜 경우(정액성상 저하)로 나뉜다. 후자는 다시 가벼운 증상의 것과 고도 및 무정자증으로 나뉜다.

조정기능장애

정자가 없거나 정자의 수가 적고, 또는 정자의 운동성 등의 상태가 불량하다면 임신이 성립되기 어렵다. 정소정맥류에 의한 정소(고환) 안의 온도가 높다면, 정자의 수나 운동성이 저하된다. 또한 특별한 원인이 없는데도 정자가 만들어지지 않는 경우도 있는데 인공 전자파(유해 전자파)에 의한 원인이라는 설도 있다.

정로통과장애

생성된 정자가 음경의 끝까지 통과하는 길을 정로라고 한다. 정로 중간이 막혀 있으면 사정이 이루어져도 정자가 여성의 질 안으로 배출되지 않는다. 자연히 임신에 이르지 못한다. 이전에 정소상체염(부고환염) 등을 앓은 결과로 정관이 폐색된 경우라면 정자는 배출될 수가 없다.

성기능장애

성기능장애는 스트레스 등으로 유효한 발기가 일어나지 않고 성행위를 잘 할 수 없는 발기부전을 가리킨다. 또한 성행위는 가능한데 질내사정이 어려운 질내사정장애도 성기능장애 중 하나이다.

불임의 치료로 타이밍 지도를 받는 경우에 타이밍에 집착한 나머지 성행위 자체에 장애를 초래하는 경우도 있다. 기타 동맥경화나 당뇨병도 성기능장애를 낳는 원인이 된다. 당뇨병은 경증이라도 발기부전으로 연결되며, 중증이 되면 사정장애가 발생하거나 정액의 양이 감소할 뿐 아니라 역행성사정(일부 정액이 방광 내에 사출되는 상태)이나, 정액이 나오지 않는 무정액증을 초래하기도 한다.

나이 영향

남녀 모두 연령에 따라 임신하는(임신시키는) 능력, 즉 임잉성(妊孕性)이 저하된다는 것은 생물학적으로 밝혀져 있다. 여성은 30세를 넘으면 자연임신을 하게 될 확률이 감소하기 시작하고, 35세 이후가 되면 현저히 저하된다.

노화에 의해 자궁내막증 등의 합병증이 증가하고 난자의 질이 떨어지는 것이 임잉성 저하 원인이다.

남성은 임잉성 저하가 여성보다 늦게 시작된다. 35세를 넘어갈 무렵부터 서서히 정자의 질이 낮아지는 것이 생식의학 연구자들의 견해이다.

4장

동양의학적 진단으로
몸만들기

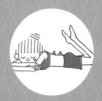 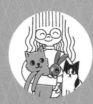

① 정보를 정리하자

불임 때문에 고민하는 사람과 상담을 할 때면 다음과 같은 고민이 분출되곤 한다.

- 뭐가 뭔지를 모르겠다.
- 우선순위를 어떻게 정하면 좋을지 모르겠다.
- 무엇을 하면 좋을지 모르겠다.
- 불안감 때문에 힘들다.
- 치료를 계속 받아도 결과는 나타나지 않고, 몸 상태만 악화되는 것 같다.
- 나이 먹는 것이 두렵다.
- 임신할 수 없을지도 모른다고 생각하면 두려운 마음에 다음 치료를 못 받겠다.

우선 당신의 현재 상태를 정리해보는 것이 의미가 있다. 그렇다. 당신은 아기를 갖고 싶다. 그래도 노랑부리황새의 신이 점지해주지 않는다면 우선 현재 상태에 관한 정보를 정리하는 것이 중요하다.

정보로는 다음 세 가지를 생각할 수 있다.

① 부부의 신체적 문제

　• 서양의학적인 정보

　• 동양의학적인 정보

② 임신과 관련한 현재 상황의 파악

③ 생식의료 기술을 폭넓게 검토하고 적합한 치료법 선택

이 세 가지 중에서 정보로서 가장 다루기 어려운 항목이 자신의 신체를 동양의학적 측면에서 파악하는 것이다. 동양의학에서의 사진(四診)에 의한 진단 방법은 치료사의 감각으로 환자의 신체 정보를 파악하는 것이다.

손목의 요골동맥 촌관척(寸關尺)이라는 맥진 부위에서 맥상(脈象)을 보거나, 몸의 각 장부의 에너지 상태가 투영되는 경혈의 상태를 관찰한다. 또는 냉증이나 열증 등의 미묘한 부분에서 전체적인 에너지의 조화 상태에 이르기까지를 진찰하는 것이다.

물론 이러한 감각적인 진찰은 객관화할 수 없기 때문에 현대 의학에서는 등한시되고 있다. 그러나 인간의 신체에 깃든 생명 기능의 본

질을 파악할 때에 바이탈 사인(vital sign) 중 수치화할 수 없는 부분까지 포함해 전체 상을 관찰하려는 것이 동양의학적 가치관이다.

그중 하나로 맥진을 예로 들어보겠다. 맥진이란 맥의 부(浮), 침(沈), 지(遲), 삭(數), 대(大), 세(細), 장(長), 단(短) 등 많은 요소를 감안하면서 맥상을 파악하는 것이다. 이것은 어디까지나 몸 상태를 판단하기 위한 요소 중 하나이다.

몸 상태를 판단하는 또 다른 요소들로는 배 부위의 복진(腹診), 얼굴 부위의 망진(望診), 경혈의 절진(切診), 혀 부위의 설진(舌診), 등 부위의 배후진(背後診) 등이 있다.

인간의 몸을 볼 때에 동양의학 세계에서는 이렇게 많은 검사 항목을 살피며 가장 타당하다고 판단되는 증세를 변증한다. 맥진이나 복진만으로도 변증할 수 있지만 '사진합참(四診合參)'[24]이라는 진찰법을 통해 환자에게 취할 수 있는 모든 정보를 종합해서 분석하고 판단하는 것이다.

이것이 동양의학의 진면목이다. 취할 수 있는 모든 정보를 종합적으로 분석하고 판단하는 것 자체에 동양의학의 참다운 면모가 있다.

물론 이와 같은 진단법은 치료사의 개별적 능력에 관한 사항이기도 한데, 동양의학의 세계에서도 환자 개개인의 병태와 병증에 관한 정보의 수집이 중요하다는 사실을 알아두면 좋을 것이다.

② 인생을 뒷받침하는 몸만들기

'아기를 원하는 사람'의 입장에서는 대응법을 동양의학적 진단으로 바꾼다 해도 '불임'이라는 말을 접하게 될 것이다. 실제로 동양의학에 관한 서적을 훌훌 넘기다 보면, 불임에 효과가 있는 경혈이라든가 불임에 좋은 식품을 다루는 내용을 쉽게 발견할 수 있다.

그렇다면 불임에 효과가 있다는 경혈에 뜸을 뜨거나 침을 맞는다면 동양의학적으로 불임에 대응한다고 볼 수 있을까?

나의 대답은 '노(No)'이다.

동양의학의 방법을 당신에게 적용하기 위해서는 동양의학적인 사고방식으로 당신의 몸을 진단받는 것이 가장 우선되어야 한다. 특히 아기를 갖고 싶다면 당신의 몸을 진단할 때 눈앞의 증상에 휘둘리지 말고 큰 흐름을 파악하는 치료 방침이 필요하다. 즉 '당신의 인생을 지탱해주는 몸만들기'를 시작해야 하는 것이다. 동양의학은 단지 임신만이 아니라 임신 이후의 원활한 출산과 듬직하고 건강한 모체를 목표로 두기 때문이다.

그러므로 여기에서는 동양의학적인 방법으로 접근할 때의 사고방식이 무엇인지 설명하고자 한다.

눈앞의 증상에 초연하기

침구치료라고 할 때 먼저 생각나는 것은 '어깨 결림증'일지도 모르겠다. 결리는 어깨에 침을 맞아 풀어주면 어깨 결림증이 해결될까?

당장 불편하다고 호소하는 증상만을 해소해주면 된다는 사고방식을 하고 있다면, 어깨의 결리는 부분에 직접 침을 놓아 풀어주는 것으로 충분할 수도 있다. 다만 이 어깨 결림이 왜 발증했는지, 어떻게하면 어깨 결림이 재발하지 않을지를 고민한다면 얘기가 달라진다. 다시 말해 '눈앞에 보이는 표증 치료가 아닌 원인을 파악하여 근본이되는 것을 치료해야 한다'고 생각한다면 문제 부위에만 침을 놓는다고 해결되지 않는다는 말이다.

어깨 결림증이라는 증상을 동양의학적 관점에서 생각하면, 많은 경우 위장의 기운이 허약하고, 전신에 생명력이 부족한 기허(氣虛)가 나타나는 것이 가장 큰 원인이다. 증상은 어깨 결림으로 나타나지만 동양의학적 견해에서 근본적인 문제는 '위기(胃氣)의 허약'에서 비롯된 전신의 생명력 부족이라는 것이다.

이러한 경우 지엽적으로 어깨 치료에만 주목해서 증상을 제거하는 치료만 한다면 근본적인 치료가 되지 않는다. 뿐만 아니라 원인에 대해 뒤늦게 대응하는 결과가 되어 점차로 전신의 생명력이 부족해진다. 어깨 결림으로 시작된 증상이 더욱 심각해지고, 결국 대응하기 어려운 상태가 되기도 한다는 것이다.

따라서 조금은 멀리 돌아가더라도, 동양의학 세계에서 말하는 위장의 허약에 집중하여 온몸의 생명력을 높이는 것을 목표로 하길 바란다. '어깨가 결리지 않는 몸'을 만들 필요가 있다는 것이다. 어깨가 결리지 않는 몸 만들기는 단순히 어깨가 결리지 않게 되는 것만을 말하지 않는다. 그 사람의 가장 약한 부분에 대처해서 온몸의 생명력을 향상시키는 과정이므로 결과적으로 그 사람의 인생을 뒷받침하는 치료가 된다. 어깨가 결리지 않게 되고, 매일 좋은 컨디션으로 잠자리에서 일어날 수 있다면 삶의 의욕도 충실해질 것이다. 몸이 산뜻해야 기분도 좋아지지 않겠는가.

그러므로 표증으로 드러나는 어깨 결림에만 집착하지 않는, 즉 눈앞의 증상에 휘둘리지 않는 진단이 중요하다고 재차 강조하고 싶다.

또한 자신의 약점인 기허를 자각하지 않고, 잘못된 식생활을 통해 어긋난 섭생 방법을 지속한다면 결국 큰 손상을 입을 수 있다. 위장이 허한 사람은 평소 식생활부터 간식 습관에 이르기까지 조심할 필요가 있다. 기허인데도 보통 때처럼 과로해질 정도로 일하거나 오락 등의 취미 생활을 과도하게 하면 몸과 생활 전반의 균형이 무너진다는 것을 기억해야 한다.

내가 추천하는 방법 중에 스스로 몸을 돌보고 지킬 수 있는 뜸 요법이 있다. 나는 종종 생명력이 허약한 사람에게 이 뜸 요법을 권하여 동양의학의 양생법을 생활 속에 받아들이도록 지도한다. 스스로 할 수 있는 이 뜸 요법도 '인생을 뒷받침하는 몸만들기'로 이어지는 전략으로서 간편하고도 안전하다는 것이 장점이다.

거듭 강조한다. 증상에 이끌려 계속 증상만 보다가는 전체가 보이지 않게 된다. 전체가 보이지 않으면 증상으로 드러내는 신체의 경고도 알아챌 수가 없다.

스스로 치료사 입장이 되어 증상으로 드러난 어깨 결림에 대해 동양의학적 관점으로 전체 상을 파악하여 치료 방침을 세운다면, 자기 몸에 맞는 치료법으로 대응한다는 생각을 하게 될 것이다.

일시적으로 증상을 완화하는 방법은 여기저기에 널려 있다. 거리를 조금만 걸으면 마사지숍 등의 건강 관련 전문점이 눈에 들어온다. 기능성 식품도 도처에 있는 전문 매장에 산처럼 진열되어 있다.

관건은 그러한 일시적 방법이 아니라 현재 당신의 건강 문제에서 '무엇이 필요한지'를 명확하게 인식하는 것이다. 그것이 가장 중요하다. 나는 우리 치료원에 내원하는 환자에게 이런 질문을 자주 받는다.

"무엇을 먹으면 좋을까요?"

"무엇을 하면 좋을까요?"

"뜸을 뜨면 어디에 좋을까요?"

사실 이러한 질문에 간단히 답할 수도 있다. 가령, 석류는 여성에게 좋다든가, 뜸은 몸을 따뜻하게 한다는 식으로 간단하게 답하는 것이다. 물론 틀린 대답은 아니지만 "당신에게 필요한 것인가"라는 질문에 대한 답은 되지 않는다. 이런 질문에 답하기 위해서는 당신의 몸 전체의 생명력을 진단하는 동양의학적 진단이 필요하다. 온몸의 생명력을 전체 상으로 파악하는 진단이 동양의학적인 접근이기 때문이다.

동양의학적 진단에 필요한 과정

① 망, 문, 문, 절(望聞問切)의 사진을 사용하여 동양의학적 정보를 수집한다.

② 수집한 정보를 오장(五臟, 심장·간장·폐장·신장·비장)으로 나누어 허실에 관한 증을 변별하고, 정보를 분석하여 장부(臟腑)경락에 따르는 각각의 문제를 명확하게 한다.

③ 분석된 정보를 근거로 동양의학적 사고방식인 병인병리론에 입각하여 환자의 생체 정보를 파악하고

④ 동양의학적 진단 방법에 근거하여 치료 방침이나 생활 지도 등을 결정하며

⑤ 침구치료, 한방치료, 양생, 운동 등의 구체적 방침을 정하여 폭
  넓게 적용한다.

①에서 ③의 과정에 준해서 ④의 동양의학적인 진단이 내려졌다
면, 일반적으로 불임에 도움이 되는 다양한 방법 중에서 당신에게는
무엇이 가장 필요한지도 명확해진다.

임신에 필요한 동양의학적 진단

임신이 이루어지는 데에는 기질적인 측면과 배란, 수정, 착상 등
임신에 이르는 일련이 과정이 순조로워야 한다는 기능적인 측면이
있다.

기질적인 측면은 서양의학적인 검사로 명확히 알 수 있는 부분이
많다. 기질적 검사란 배란이 확실하게 이루어지는지, 자궁내막의 두
께는 충분한지, 정자의 활동성이나 개체 수는 충분한지, 근종이나 폴
립, 난관유착이 있는지 등에 관한 정보를 가리킨다.

신체의 생명력이란 이런 기질적인 측면에서 신체의 전체적인 움
직임이 규칙적으로 순환하는가를 말한다. 생명력의 전체 상을 보
는 것은 서양의학보다 동양의학적 사고방식이 뛰어나다고 생각한
다. 서양의학적인 판단으로는 온몸의 생명력과 직결하는 임신에 이
르는 일련의 과정이 순조롭게 작동하는 능력에 문제가 없는지 파악

하기 어렵다.

단적인 예로 서양의학적 진단으로는 배란도 있고, 정자 상태도 좋고, 자궁내막의 두께도 괜찮은 등 문제가 될 만한 원인이 없는데도 임신이 안 되곤 한다.

이럴 때에는 동양의학적인 측면에서 당신의 생체 정보를 파악해 보라고 권하고 싶다. 이러한 접근으로 어떻게 하면 당신의 몸이 임신에 이르는 일련의 과정을 원활하게 작동시킬 수 있는지 그 힌트를 얻게 될 것이다.

불임 검사

여성 측 불임 검사

내진, 경질 초음파 검사

자궁내막증이나 자궁근종, 클라미디아 감염증 등의 질병이 있는지를 확인하는 검사이다. 자궁내막증이나 자궁근종이 의심되는 경우에는 MRI, 복강경 검사를 추가하기도 한다.

자궁난관 조영 검사

난관이 막혀 있는지, 자궁 안의 형태에 이상이 없는지를 확인하는 검사다.

호르몬 검사

여성호르몬의 분비나 이에 관련된 갑상선 기능 등을 조사하는 혈액 검사이다. 임신이 성립하는 시기(황체기)에 충분한 여성호르몬이 분비되는지 알아볼 필요도 있으므로 일반적으로 생리 주기에 따라 2회의 검사를 실시한다.

성교 후 시험

배란 직전의 가장 임신 확률이 높은 날에 부부관계를 하고, 다음 날 여성의 자궁경관 점액을 채취하여, 그 안에 운동하는 정자의 존재 여부를 조사한다. 직진 운동을 하는 정자가 없다고 판단되는 경우는 면역인자(항정자항체) 유무 등을 조사해야 한다.

남성 측 불임 검사

자위를 통해서 채취한 정액을 검사하여 정자의 수와 활성도(운동률) 등을 확인한다. 불임증을 진단하는 산부인과나 비뇨기과에서 검사할 수 있다. 이상이 있는 경우에는 정계정맥류(음낭에 있는 정맥혈관이 비정상적으로 확장되어 마치 음낭 피부 밑에 지렁이 같은 벌레가 뭉쳐 있는 듯 보이는 증상) 등의 질환이 있는지 비뇨기과에서 검사할 수 있다.

5장

당신만을 위한
불임 침구치료

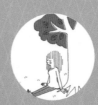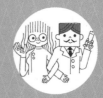

1 빅마마 치료원의 불임 침구치료

이 장에서는 우리 빅마마 치료원에서 아기를 원하는 사람에게 실시하는 침구치료를 소개하고자 한다. 우리 치료원에서는 불임 환자의 신체 상황을 동양의학의 사진법으로 진단하고, 이를 통해서 변증논치를 정하며, 불임 탈출에 필요한 치료법을 시술하는 것을 기본으로 한다.

더불어 체외수정이나 인공수정, 타이밍 치료 등의 치료 주기에 들어가 있는 사람에게는 신체의 토대를 강건하게 세우는 것을 목표로 시술하고 있다. 일련의 치료를 받는 과정에서 신체의 토대가 손상되는 경우가 있기 때문이다. 몸 상태를 강건하게 만드는 것은 서양의학적인 치료 효과를 더욱 높이기 위해서도 매우 중요하다.

♥ 불임치료란 없다

먼저 이것을 알아둘 필요가 있다. 동양의학 세계에서는 불임 증상 자체를 어떻게 하면 좋을지 생각하지 않고, 이 증상을 보이고 있는 당신에 대해서 어떤 치료가 필요한지를 생각한다. 즉 불임을 치료한다기보다 당신에 대한 치료만 할 뿐이다.

서양의학 쪽에서 같은 불임치료를 받고 있다 해도 그 사람의 몸 상태나 약물에 의한 손상은 다른 문제가 된다. 나는 호르몬제를 이용하여 불임증을 치료하는 사람들의 신체 반응성이 저마다 그렇게 차이가 나는 것을 보고 굉장히 놀라고 있다. 어떤 사람은 신체 손상이 심해서 허약해지는 반면 어떤 사람은 아무렇지도 않은 것이다.

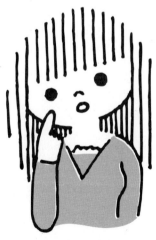

당신에게 적합한 치료가 있다

불임치료를 받을 때 약제에 보이는 이런 민감성의 차이는 어떤 전략으로 불임을 치료할지에 직접적인 영향을 준다. 따라서 치료 방침은 환자마다 보이는 차이를 감안하여 개별적이고 구체적으로 생각해야 하는 것이다.

♥ 기초체온 조절

불임 상태 여성의 기초체온표를 보면 여러 가지 문제가 한눈에 들어온다. 배란유도제로 주기를 만들 때에는 그래프에서 확실한 고온기의 선을 그리지만, 자연 상태에서는 배란이 없거나 고온기가 짧거나 체온이 오르지 않는 등의 사람이 많다. 나는 항상 여성의 몸이 아래와 같은 릴레이를 한다고 느낀다.

월경이 오면 체온이 내려간다.

⇩

체온이 내려가면 난자가 착실히 성장하여 톡 하고 뛰어오른다.

⇩

난자가 크게 도약하면 몸 전체는 고온기에 둘러싸이고 자궁은 수정란을 기다린다.

⇩

수정란을 기다리면서 다음 난이 성숙해지기 위한 준비를 한다.

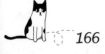

⇓

착상과 임신이 이루어지지 않아 월경이 시작된다.

⇓

고온기에 준비된 난 중에서 선별된 하나가 주석(主席) 난포가 되고 다음 배란을 향해 움직인다.

이와 같은 일련의 신묘한 움직임은 마치 릴레이 경주에서 앞의 주자에게 바통을 받아 다음 주자가 달리기를 시작하는 것과 같다. 여성의 몸속 상태는 임신을 향한 릴레이가 이루어지면서 시시각각으로 변한다. 규칙적인 변화를 나타내는 사람의 기초체온표에는 보기 좋은 이상적 그래프가 그려지는데, 순조로운 저온기와 확실한 고온기로 이분된다. 이렇게 규칙적인 릴레이가 이루어지는 몸은 대체로 난이 제대로 성장하고, 자궁내막을 임신 가능한 상태로 이끌어가고 있다는 것을 나타낸다.

나는 임신을 원하는 환자에게는 과거 기록까지 포함된 기초체온표를 가져오라고 요청하고 있다. 몇 년에 걸친 기초체온표는 그 사람의 신체 습관은 물론, 현재의 모습까지 어떠한지 정보를 제공해주기 때문이다.

불임치료는 아무래도 '지금, 이번 주기의 배란, 고온기의 날짜'에만 주목하는 경향이 있지만, 여유를 가지고 긴 안목으로 보면 몸이 전체적으로 어떤 흐름으로 이어지는지, 어느 계절이 임신에 더 순조로운

지까지 알 수 있다. 몸 상태를 확실하고 명료하게 나타내는 것이 기초체온이다. 기초체온표만큼 당신의 몸 상태를 알려주는 중요한 참고 자료가 없다는 것이다.

침구치료의 방법으로 몸을 조절하는 과정에서 한눈에 알 수 있는 결과는 기초체온이 조절되고 있다는 것이다. 바꾸어 말하자면, 침구치료를 하면 신체 리듬이 회복되어 규칙적으로 작동하게 되며, 난이 순조롭게 성장하게 되고, 체온이 오르는 고온기가 분명하게 길어진다.

여성의 몸은 릴레이하듯 리듬이 조절됨으로써 순환이 원활해진다. 몸이 잘 릴레이할 수 있도록 확실하게 몸만들기를 해야 한다는 것이다. 동양의학적 전문 용어를 사용하여 재정리하자면 이렇다. 신기의 토대를 강건하게 만들고, 튼실하고 활발한 간기, 기혈이 충실해지도록 하는 비기의 향상을 목표로 하는 시술이 불임증을 치료하는 데에 도움이 된다. 이러한 결론을 그간 수많은 침구치료 경험을 통해 깨닫게 되었다.

♥ 배란을 확실하게

배란이 분명하지 않고, 알 수 없는 이유로 기초체온이 느릿하게 오르는 사람이 있다. 이런 경우 배란 직전을 노려서 신체의 힘을 뒷받침하는 침구치료를 실행한다. 이러한 치료 결과 배란이 분명해지고 체온이 오르는 경우를 자주 경험했다. 확실한 배란이 이루어지면 고온기도 확실해진다. 이처럼 약물에 의지하지 않고도 스스로 분명한 배란이 이루어지는 몸을 만들 수 있다.

난관채의 움직임을 원활하게

둘째 불임처럼 첫 출산 과정에서 신체 기능이 저하되고, 그 때문에 불임을 겪는 사람은 정자와 난자가 만나지 못하는 난관채장애인 경우가 많다.

정자와 난자가 만나기 위해서는 난관채가 원활하고 활발하게 움직여서 배란한 난을 확실하게 받아들이는 능력이 필요하다. 이때 힘을 내야 하는 신체 부위는 제하단전(아랫배)과 울체가 없는 따뜻하고 부드러운 하복부이다.

이런 경우는 신기를 보하여 기의 울체를 풀어주는 침구치료를 실시해야 한다. 시술 과정에서 하복부를 중심으로 뜸을 뜨며, 아랫배가 충실해지는 느낌이 분명히 나타나는지 확인하는 것도 중요하다. 또한 전신의 상태를 살피면서 신체에 기의 울체나 치우침이 없도록 장부를 주관하는 기의 균형도 조절해야 한다.

안정된 자궁내막과 스트레스 없는 몸

어떤 의미에서 수정란은 모체에 들어온 이물질이다. 자기가 아닌 물질을 받아들이는 것이다. 그 이물질을 엄마의 자궁에서 부드럽게 받아들이고, 엄마와 아이가 하나의 생명으로 존재하는 것이 임신의 성립이며, 이는 생식의 신비로운 현상이다.

이 착상 시기에는 엄마의 몸에 둘러싸인 방호벽을 여는 침구치료를 실시한다. 생명의 창문을 열듯이 포근하고 부드러운 심신을 만드는 것이다.

이때 한의학적 침구치료의 목표는 자궁내막을 두껍게 하고, 난을 부드럽게 받아들일 수 있도록 심신의 상태를 조절하는 것이다.

유산한 뒤 신체 재조절

간절히 기다린 끝에 임신 반응이 나타났지만 애석하게도 태낭이 보이지 않거나 심박이 도중에 사라지는 사태가 발생하기도 한다.

임신이 이루어지는 과정에서 태중 아기가 안정되기까지는 자연계의 도태라는 절차를 거쳐야 한다. 그 흐름은 인간뿐 아니라 생물계에 있는 생명체 모두가 겪는 과정이다. 학창 시절에 배웠던 '자연도태설'이라는 말을 기억할 것이다. 임신이 이루어지는 과정 중 반드시 거칠 수밖에 없는 자연도태 시기는 어떤 문제가 있어서가 아니라 자연이 한 존재를 선별하는 시간인 것이다.

불임치료를 받고 노력해서 드디어 임신 반응이 나타났고, 태낭도 보였으며, 심박이 확실하게 들렸다. 이렇게 맺은 생명인데도 유산이 되곤 한다. 이처럼 안타까운 사태도 드물 것이다. 대체 왜 이런 일이 생길까? 한 가지 분명한 것은 이것이 바로 자연도태 현상이라는 것이다. 받아들일 수밖에 없다.

유산은 여러 가지의 형태로 일어난다. 자연적으로 하혈을 해서 유산이 되는 경우도 있고, 계류유산이 되어 산부인과적 처치가 필요한 경우도 있다.

유산한 뒤에는 몸을 깨끗하게 재조절해야 한다. 처치가 끝나고 나서도 기초체온이 어떤 원인으로 높아지거나, 탁한 기가 몸에서 빠져나가지 않아 몸이 산뜻해지지 않는 경우도 있다. 이 시점에서 동양의학적으로 재조절하는 치료가 매우 중요하다. 나는 많은 환자에게 특별히 이 치료를 추천한다. 유산한 뒤에는 몸이 잘 회복되지 않는 탓에 다음 임신이 더욱 힘들어질 수 있기 때문이다.

원래 여성의 몸은 새로운 생명을 위해 다음 준비를 할 수 있는 힘을 가지고 있다. 그러나 신체의 원기가 부족한 상태에 있거나, 탁한 기운을 배출하는 힘이 약하다면 완전히 몸을 재조절하지 못하게 된다. 재조절이 잘 이루어질 수 있도록 하는 것은 새로운 생명을 맞이하기 위한 적극적인 준비 과정인 것이다. 이를 위해서는 원기를 북돋우는 침구치료를 실시하는 것, 탁한 기운을 배출하는 능력을 강화하는 것이 중요한 수순이 된다.

또한 다음 임신을 준비하기 위해서가 아니더라도 유산이라는 사태 자체에 대해서도 침구치료는 효과적인 조치가 된다. 유산한 뒤 생체의 원기를 빠른 시일 안에 회복하고 싶다면 침구치료를 적극 추천한다.

침구치료로 유산 방지

대부분의 초기 유산은 자연도태의 흐름에서 일어난다. 그럼에도 불구하고 유산은 간절히 아기를 기다리는 사람에게 신체적으로, 정신적으로 견디기 힘든 시련이다.

그러나 우리는 최대한 초연해지려 노력할 필요가 있다. 인간의 종을 잇는 생식 과정에는 첫 단계부터 수많은 도태 절차가 준비되어 있다. 우리 인간이 대자연의 흐름 속에 있는바, 그것은 거스를 수 없는 섭리이다.

초기 유산이 이렇게 자연도태의 흐름 속에서 나타나기는 하지만, 다른 한편으로는 엄마의 선천지기인 신기의 토대가 허약해서 태아를 기를 수 없는 경우도 있다. 이럴 때에는 임신의 전 단계에서 튼튼한 신체를 만들 필요가 있다. 허약한 신기를 보하는 뒷받침이 필요하다는 뜻이다.

임신이 이루어지는 때를 대비하여 하복부에 힘이 생기도록, 그리고 태를 굳건하게 받고 지킬 수 있도록 몸만들기를 실시한다. 침구치료란 이렇게 착상된 수정란이 안정되게 자리 잡을 만한 태반이 형성되도록 뒷받침하는 것이다.

   당신이 습관적으로 유산을 되풀이한다면, 침구치료를 통해 불안정한 상태를 극복하고 성공적으로 출산하기를 바란다. 침구치료가 태를 안정되게 하는 데에 강력한 방법은 아니지만 분명히 도움이 된다는 것을 그간의 치료를 통해 경험하고 있다.

② 체외수정과 침구치료

체외수정–수정란 이식 과정을 밟고 있는 사람도 기본적으로 불임 치료를 원하는 사람에게 하는 치료 방침을 적용한다. 다만 이 경우에는 확실히 수정란을 엄마 몸속으로 되돌린 시기를 알 수 있으므로 타이밍을 정확하게 맞추어 신체를 조절하고 착상을 도울 수 있다. 임신이 성공적으로 이루어지도록 하는 치료 방침의 침구치료를 실시하는 것이다.

호르몬제 투여가 몸에 끼치는 영향

인공수정이나 타이밍 치료를 위해서, 혹은 체외수정 시 채란을 하기 위해서 꽤 오랫동안 많은 호르몬제를 투여받는 사람이 있다. 혹은 그것을 몇 번이나 되풀이하고 있는 사람도 있다. 이런 경우 여성의 신체는 동양의학적 관점에서 신기가 허약해진다.

그간 실시해왔던 치료 경험에 따르면 배란을 촉진하는 치료는 분명 신기를 일시적으로 떨어뜨린다. 다만 많은 양의 호르몬제를 사용하는 치료라 해도 1, 2회 정도 만에 임신이 이루어진다면, 그것은 말 그대로 일시적인 문제이므로 크게 염려하지 않아도 된다.

문제가 되는 경우는 몇 번이고 신체의 원기를 손상시키는 치료를 되풀이하고 있는 사람, 단 한 번의 주기라 해도 상당히 강한 치료를 받고 있는 사람이다. 신체 토대의 힘이 허약해지는 치료의 악영향으로 생체의 기운이 약해져서 난을 만드는 힘과 기르는 힘이 약해지고, 그 결과 '약에 대한 반응성이 떨어진다', '전체적인 몸 상태가 나쁘고 피로감이 강하다', '채란을 할 수 없다', '다음 주기에 들어갈 수 없다'는 등의 결과가 나타나는 것이다.

체외수정을 하기 위해 적용했던 호르몬 치료의 영향으로 모체인 당신의 신체가 위에서 열거한 악순환 고리에 빠지지 않도록 조금이라도 신기를 북돋아줄 필요가 있다. 따라서 동양의학의 침구치료로 원기를 보하여 토대의 힘을 강화하는 치료를 적극적으로 받아볼 것을 권한다.

그렇다고 해서 호르몬제 투여라는 치료법을 필요 이상으로 두려워한다면 당신이 임신할 수 있는 시기를 늦추어버릴 가능성도 있다는 점을 잊어서는 안 된다.

여기에서 말하는 핵심은 이것이다. 지금 당신에게 적용하고 있는 불임치료 방법을 무작정 받아들이고 수동적인 자세로 되풀이하는 것은 허약해진 당신의 몸을 더욱 손상시킬 수 있다는 점이다. 게다가 앞장에서 강조한 여성의 나이와 임신 능력을 생각할 때 매우 귀중한 시간이 헛되이 흘러가버릴 가능성도 있다. 신체가 직접적으로 손상되고 나이가 많아짐에 따라 가임 능력이 떨어진다는 불이익이 중첩된다. 시기가 계속 늦어지면 임신 기회마저 잃을 가능성도 있다.

따라서 의사와 상담하여 최소한의 호르몬제 투여로 최대한의 효과를 낼 수 있도록 한 뒤, 그 치료를 뒷받침하기 위한 강건한 신체의 토대 만들기를 권한다.

♥ 약효가 잘 나타나는 몸

체외수정을 하는 사람을 위한 침구치료를 실시할 때의 목표는 전체적 주기를 통해 토대가 되는 신기를 높이는 것이다. 나는 치료 경험을 통해 신체 토대의 힘이 굳건해지면 체외수정에 사용되는 약제에 대한 반응성도 좋아진다는 사실을 확인했다. 소량의 호르몬제로도 반응성이 좋았다거나 같은 약으로도 채란되는 수가 많았다는 소리를 자주 듣는다. 신체의 토대를 만드는 일은 아무리 강조해도 부족하다.

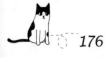

채란 뒤의 침구치료

채란한 뒤에는 우선 피로에 쌓인 몸을 회복시키는 치료를 중점적으로 실시한다. 특히 채란한 뒤 하초의 기가 빠지는 느낌이 들었다는 사람이 많다. 즉 아랫배의 제하단전에 힘이 약해져 있다는 것이다. 아랫배의 힘을 보하고 생명력의 토대를 충분히 기른다. 또한 집에서 뜸이나 봉구를 이용하는 것도 좋은 방법이므로 추천한다.

착상 돕기

수정란을 되돌린 뒤의 착상 전후 시기에는 기의 울체를 제거하고, 스트레스가 없는 느긋하고 튼튼한 몸을 만드는 것을 목표로 침구치료를 적용한다. 이 치료를 통해 수정란인 배(胚)를 부드럽게 받아들일 수 있는 몸이 만들어지는 것이다.

신체에 긴장, 즉 스트레스가 방호벽을 치고 있으면 수정란이 착상할 수 없 조건 중 하나를 갖추는 셈이다. 이럴 때의 침구치료는 신체에 힘을 붙이고, 하복부를 충분히 따뜻하게 하고 나서 몸을 상쾌하게 하는 것을 목표로 한다. 이 치료는 자연임신을 원할 때에도 실시한다.

착상은 임신이 이루어지는 전체 과정에서도 대단히 신기한 생명현상이다. 착상이 완료되기 전까지 수정란과 모체는 각각 다른 별개의 생명체였던 것이다. 따라서 자궁내막이 부드럽게 수정란을 싸안아 받아들이고, 수정란이 자궁내막에 뿌리를 굳건히 내릴 수 있도록 쾌적한 몸을 만드는 것이 목표이다.

수정란이 자궁내막에 부드럽게 내려앉아 생명의 뿌리를 뻗어 내린다. 모체가 그것을 받아들여 수정란과 비로소 하나가 되어 생명의 교류를 시작한다.

이렇게 임신이 성립하는 것이다.

받아들이는 것과, 녹아드는 것.

두 개의 생명이 하나가 되어 10개월 동안의 여행을 시작한다.

♥ 임신 양성반응 뒤의 안태 치료

임신반응을 확인한 시점에서 다음 수순은 안태를 위한 치료로 넘어가게 된다. 지금까지는 토대의 힘을 길러 몸을 상쾌하게 함으로써 수정란을 받아들일 수 있는 몸만들기를 중심으로 치료해왔지만 이 시점부터는 받아들인 수정란을 확실히 지키고 양육하는 치료로 바꾸어야 한다.

이 시기에 발생하는 유산은 대부분 아기의 생명력에 따른 결과이다. 앞에서 설명했듯이 자연도태 과정에서 자연적으로 떨어지는 난도 있는 것이다. 그러나 그러한 가운데에서도 모체의 신기가 굳건하다면 자연도태를 방지하는 경우도 있다. 그러므로 우리는 최선을 다

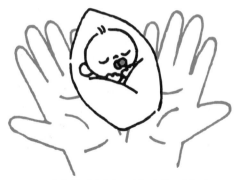

임신반응을 확인했다면 그다음 단계는 안태 치료

하고 나머지는 자연의 섭리에 맡길 수밖에 없다. 우리가 할 수 있는
것은 모체가 받아들일 만한 태아의 위치를 만들고, 아기가 자라기 위
한 좋은 환경을 조성해주는 것이다. 그다음 수순은 아기의 생명력에
응원을 보내는 것뿐이다.

❤ 체외수정 후의 자연임신

체외수정에 도전하는 단계가 되면 앞으로 자연임신은 일어나지
않으리라 생각하곤 한다. 실제로 체외수정-수정란 이식 시술을 통
해 수정란이나 배반포를 몸속에 되돌려 넣었는데도 임신에 한두 차
례 실패하는 경우가 많다. 배반포란 단세포인 수정란이 다세포가 되
기 위한 분할 과정을 마친 배(胚)를 말하는데, 이 단계까지 가서도 실
패하면 당사자는 '나는 임신할 수 없는 몸인가 보다'라고 고민할 수

도 있다.

분명 보통의 방법으로 임신이 되지 않으므로 도전하는 방법이 체외수정-수정란 이식이다. 그 방법밖에 임신할 수 있는 길이 없다고 판단했기 때문에 선택했으리라 생각한다.

그러나 임신이란 역시 신기한 현상이다.

체외수정을 한 뒤 수정란이나 배반포를 자궁 안에 넣고서도 임신하지 않았는데, 그 후에 간단하게 자연임신을 하는 경우도 있다.

이게 대체 무슨 일일까? 나도 묻고 싶다.

아무리 생각해도 임신이란 점지받는 것이다. 노랑부리황새가 오케이 사인을 주었을 때 아이가 엄마 몸속에 찾아오는 것이라고 마음 깊이 느끼게 되는 대목이다.

이와 관련해 소개하고자 하는 사례는 30대 중반부터 이런저런 치료를 받아온 경력이 있고, 35세가 지나고 나서는 우리 치료원에서 침구치료도 받으면서 체외수정에 도전한 여성의 이야기이다.

우리 치료원에서 실행하고 있는 불임치료의 방침은 이른바 몸에 괴어 있는 어혈을 해소하고 기혈을 원활하게 순환시키는 것을 중심으로 한다. 이 환자에게도 예외 없이 어혈을 해소하고 원기를 돋우어서 기혈 순환이 원활해지는 치료를 실시했다. 그러던 중 환자의 연령 문제를 고려해 체외수정 등에 도전할 것을 추천했다. 3회 정도 체외수정-수정란 이식을 시도했지만 유감스럽게도 임신에 성공하지 못했다.

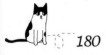

환자는 내가 추천한 현대 의학의 불임 전문 치료를 받는 중에 침구치료도 계속 받았는데, 마침내 자연임신에 성공하게 되었다. 임신이라는 현상은 점지받아야 이루어진다는 느낌을 바로 이 사례에서도 받았다.

왜 그때까지 받았던 체외수정-수정란 이식 방법으로 임신하지 못하고, 그 뒤에야 쓱 자연임신을 할 수 있었을까? 역시 임신할 때가되었기 때문이라고밖에는 설명할 길이 없을까? 일주일에 한 번씩 지속적으로 받은 침구치료를 통하여 몸의 기혈을 원활하게 순환시키고, 어혈을 해소했던 치료를 통해 마침내 임신할 수 있는 몸이 만들어졌던 것이 아닐까 생각한다. 체외수정 등을 되풀이했지만 실패했고, 그 뒤 자연임신에 성공한 것이 그 증거 아니겠는가.

그래서 나는 보통 임신을 원한다면 느긋한 마음으로 1년 정도 몸만들기를 목표로 할 것을 추천한다. 하지만 환자의 나이가 30대 후반이라면 나이를 고려하여 적극적으로 체외수정 등을 선택하는 것이 좋다. 몸만들기만으로 세월을 허비할 수도 있기 때문에, 시간을 헛되이 하지 않는다는 관점에서 주효한 작전이 된다.

그러나 이 여성은 체외수정을 통해서도 원하는 결과를 얻지 못했다. 다행히 그 뒤 자연적으로 임신을 했는데, 이것을 보면 체외수정이라는 방법만이 불임치료의 길이 아니라는 것을 알 수 있다.

36세 여성, 주부, 154cm, 60kg

문진, 초진	**주요 증상** 불임, 어깨 결림, 편두통(1, 2개월에 한 번) **치료 이력** 34세 4월 모 한방 진료원에서 임신에 도움이 된다는 한방약을 처방 　　　　　　받음 　　　　10월 불임 전문 병원에서 진찰(타이밍 치료 6회, 인공수정 2회) 36세 2월 우리 치료원에서 진찰 37세 2월 불임 전문 병원에서 진찰, 채란했지만 폴립이 있어서 절 　　　　　　제 수술을 하고 수정란은 냉동보관 　　　　5월 동결했던 수정란을 자궁에 되돌림, 임신 실패 　　　　6월 같은 병원에서 2회째 채란, 한 개의 새로운 수정란(초기 　　　　　　배)을 자궁에 착상 시도, 나머지 수정란은 배반포 단계까 　　　　　　지 진행했으나 임신 실패 　　　　9월 동결 배반포를 자궁에 되돌려 넣음, 임신 실패 38세 12월 자연임신 성립 **우리 치료원 초진 시 상황(36세)** 생리주기가 30일 이상으로 긴 경향이 있고, 생리혈은 끈적거리는 막이나 덩어리가 섞여 나온다. 약 5년 전부터 어깨 결림이 심했으며, 몸의 표면을 동양의학적으로 관찰한 결과 신허어혈(腎虛瘀血)이라고 판단했다. 기혈을 순환시킴으로써 어혈을 제거하는 치료를 주 1회 간격으로 시술했다. **임신 전략** 치료원에서 초진했을 당시의 연령이 36세로 비교적으로 높았고, 이미 기본적인 불임 관련 검사를 비롯해 인공수정, 타이밍 치료 등에 도전하여 불임치료를 받았지만 임신에 실패했다. 환자 본인이 더 이상 배란촉진제를 사용한 치료로는 원하는 결과를 기대할 수 없다고 판단했다. 이에 잠시 서양의학적인 치료는 쉬고 싶다고 하여, 얼마간 휴식을 취하며 체력을 쌓은 다음에 다시 체외수정 등에 도전하기로 결정했다.

치료 경과	**1년 경과** 초진 시부터 약 1년 정도 침구치료만 적용한 시기이다. 주 1회 침구치료를 받은 결과 신기가 튼튼해지고 어혈도 어느 정도 해소되었으며, 어깨 결림 증상이 호전되었다. 전체적으로 몸 상태가 좋아졌지만 임신에는 이르지 않았다. 연령적인 요인을 감안했을 때 불임 전문 병원에서 체외수정 등의 치료를 받으라고 추천했다. **체외수정과 침구치료 병행** 서양의학적인 치료와 동양의학적인 치료를 병행한 시기이다. 주 1회 정도 침구치료를 받으면서 체외수정에 도전했다. 1회 　순조롭게 채란했지만 폴립이 발견되어서 절제 수술 시행, 　　　채란한 난은 동결(1단계)하여, 　　　수정란을 3개월 후에 자궁에 되돌렸으나 임신 실패 2회 　6월에 순조롭게 난(卵) 2개를 채란, 　　　1단계에서 동결한 난을 해동하여 자궁에 되돌렸으나 임신 실패, 　　　새로이 채란한 난을 배반포까지 진행시킨 후 동결, 　　　동결한 배반포를 9월에 해동하여 자궁에 되돌렸으나 임신 실패 **뜻밖에 성립된 자연임신** 12월에 다시 불임 전문 병원에서 체외수정에 도전할 계획을 세웠다. 생리가 시작되면 3일째 되는 날에 진찰받기로 되어 있었기에 생리를 기다렸지만 시작되지 않았다(이때 기초체온을 측정하지 않았다). 사실 이런 상황은 항상 있었다. 병원에 가야 하는 날짜가 닥쳐오면 긴장되어 좀처럼 생리가 오지 않았기에 이번에도 그러리라 판단했다. 적극적으로 어혈을 제거하는 침구치료를 지속했다. 아무리 기다려도 생리가 오지 않았기에 병원에서 진찰받은 결과 임신했다는 결과를 들었다. 뜻밖으로 자연임신이 이루어진 것이다.
고찰	이 환자의 경우 눈여겨볼 지점은 생리가 오면 병원에 가기로 했으나 생리가 시작되지 않아 이 시기에 어혈을 제거하는 치료를 실시한 것이다. 이렇게 어혈을 제거하는 치료를 받음으로써 부인과적인 혈액순환이 좋아졌고, 그 결과로 자연임신이라는 결과를 얻었다.

불임에는 이렇게 '떨어뜨림 치료'가 효과를 보는 경우가 많다. 여기서 떨어뜨림이란 어혈 제거를 말한다. 그러나 어혈을 제거할 필요가 있다고 해서 체외수정 주기에 들어간 경우에까지 무조건 이 치료법이 주효하다고 보기는 어렵다. 강한 어혈 제거 치료는 경우에 따라 다른 결과를 내므로 무턱대고 적용하기에는 어려운 측면이 있다. 임신에 대한 침구치료 원리는 태를 머물도록 하는 것이지만, 그 직전까지는 적어도 '떨어뜨림'이 적극 필요하다는 뜻이다. 이것이 임신 관련 치료가 어렵고도 흥미로운 점이다.

이 여성은 골반 내 장기를 중심으로 하는 몸 토대의 힘이 약하고, 어혈이 정체되기 쉬운 유형이었다.

몸 안에 정체된 어혈은 출산 과정에서 단숨에 떨어뜨릴 수 있다. 그러나 반대로 자신의 생명력까지 떨어뜨릴 가능성도 있다. 필요 없는 어혈만을 떨어뜨리는가, 아니면 생명력까지 떨어뜨려버리는가는 출산 시의 몸 상태에 따라 크게 좌우된다. 충분한 체력을 가지고 출산에 임한다면 필요 없는 어혈만을 내보낼 수 있고, 아기와 엄마 모두 충실하고 훌륭한 출산에 성공할 수 있다.

이 환자는 충분한 수면을 취하고 꾸준히 운동을 하면서 어혈이 순조롭게 배출되는 몸을 만들 필요가 있었다. 또한 환자가 스스로 기혈이 원활하게 순환하도록 해당 경혈 부위에 뜸을 놓으면 좋다고 판단해 안전한 자가 뜸 요법을 지도해주었다.

엄마의 건강은 아기에게 무엇보다 소중하다. 침구치료를 통해 아이와 엄마, 둘 다 건강하고 기분 좋은 생활을 할 수 있게 된다면 치료사로 그보다 뿌듯한 일은 없다.

이 여성은 본인이 원하는 대로 자연스러운 과정을 통해 출산할 수 있는 조산원을 선택하고 뜨거운 여름날에 어여쁜 딸을 낳았다.

현대생식의료에서의
불임증 치료

원인이 밝혀진 경우

① 배란장애

배란유발법을 적용하면서 타이밍법이나 인공수정 등을 실시한다.

② 난관협착, 폐색

난관유착 박리술과 난관 성형술을 실시하여 난관을 개통하거나 체외수정을 한다.

③ 자궁내막증

자궁내막증이란 자궁 안에 있어야 할 자궁내막 조직이 자궁 밖의 복강 안에 존재하는 것으로, 가임기 여성에게서 발생하는 흔한 질환이다. 이럴 때에는 복강경하 자궁내막증 병소 제거술을 실시한 뒤 타이밍법, 인공수정, 체외수정을 하거나 연령에 따라서는 즉시 체외수정을 실행한다.

185

④ 핍정자증

남성 측의 치료를 실시하거나, 인공수정이나 체외수정(상태에 따라서는 현미수정)을 실시한다.

⑤ 무정자증

정관폐색이 있는 경우는 정로 재건 수술을 하거나, 정소 정자 채취술과 현미수정 등을 실시한다.

⑥ 발기장애 또는 사정장애

발기부전 치료제 등으로 치료하거나 인공수정을 실시하기도 한다.

원인을 알 수 없는 경우

배란과 수정을 보조하는 치료를 실시한다. 일반적으로 티이밍법, 배란유발법, 인공수정, 체외수정 순으로 치료를 진행하며, 수주기에 걸쳐서도 임신하지 않으면 치료 방법을 다시 세워서 진행한다.

① 타이밍법

배란 2일 전 무렵, 가장 임신 확률이 높다고 알려진 시기에 부부관계를 맺는 방법이다. 난포의 크기와 소변의 호르몬을 측정하여 배란일을 추정한다. 배란일 전후로 몇 차례의 통원 치료가 필요하다.

② 배란유발법

내복약이나 주사로 배란을 촉진하는 방법이다. 배란장애가 있을 경우에 사용하는 방법이지만, 배란이 있더라도 인공수정의 임신율을 높이는 목적으로 사용하기도 한다.

③ 인공수정

자위행위를 통해 채취한 정액에서 양호한 정자를 꺼내서 가장 임신 확률이 높은 시기에 자궁 안에 주입하는 방법이다.

생식보조의료

① 체외수정

질에서부터 가느다란 바늘을 난소에 관통시켜서 난자를 꺼낸 뒤 체외에서 정자와 수정시킨 다음, 며칠 후에 자궁에 수정란(배)을 되돌려 넣어 착상시키는 방법이다.

② 현미수정

정자와 난자가 자연적으로 수정하지 않는 경우, 또는 정자 수가 매우 적은 경우 가느다란 바늘로 정자를 난자에 주입하는 방법이다. 또한 한 번의 체외수정으로 많은 수정란을 얻었을 때 수정란을 냉동 보관한 다음, 임신에 실패한 경우 혹은 다음 아이를 원하는 경우에 자궁에 되돌려 착상시키기도 한다 (냉동배이식).

6장
생명을 잇는 릴레이

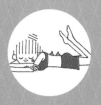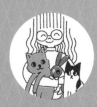

① 아기를 만나기 위한 여행 끝에

오랫동안 아기를 만나기 위한 여행을 해온 환자가 있었다. 나는 그녀가 14년 동안 해온 여행의 끝 무렵인 3년 동안 그 모습을 지켜보았다. 다행하게도 무사히 임신을 하고 긴 여행을 마무리 지었다.

우리 치료원에서 치료받았던 이들이 보내오는 예쁜 아기 사진과 육아의 나날에 관한 즐거운 내용의 편지를 보면, 불임 시대의 힘든 추억도 슬픈 마음도 모두 추억거리가 된다. 하지만 현재 내가 임하는 또 다른 불임치료 과정에서는 어떻게 하면 좋을까, 과연 어떻게 될까라는 마음고생만이 크게 자리 잡는다.

특히 긴 여행을 하고 있는 부부가 있다. 그들은 '이 여행에서 우리는 대체 어디로 가는가?', '원하는 종착점이 오긴 올까', '원하지 않는 결론에 도달하는 건 아닐까' 싶어 상당히 걱정하고 있다. 나도 함께

이 부부만큼 고민한다. 할 수 있는 한 힘껏 한다.

이렇게 힘껏 함께 고민한 뒤 마주하는 결과는 무엇일까? 혹 원하지 않는 결과가 나왔을 때 어떻게 받아들이면 좋을까? 나는 부부의 일원이 아닌 치료사로서 제삼자라는 위치에 있지만 이 문제를 매우 골똘히 생각하게 된다.

불임치료라는 여행에서 이 부부는 아기를 안고 셋이서 여행을 마무리할 수도 있고, 부부 단둘이서 다시 새로운 여행을 떠날 수도 있다. 이 특별한 여행의 도중에는 어떤 결과에 도달할지 전혀 알 수가 없다.

이 부부가 여행 도중에 나에게 보냈던 편지 속의 한 문장이 내 가슴 깊은 곳에서 떠오른다.

"선생님, 나와 남편의 피를 이어받은 아이를 원하고 있습니다. 내 속으로 낳은 자식을…… 남편의 자식을 품에 안겨주고 싶습니다……."

자신이 낳은 아기를 품에 안아보고 싶다는 절실한 마음, 이러한 간절한 소원이 이루어지도록 내가 도울 수 있는 일을 한다는 것에 무엇과도 비견할 수 없는 감동과 감사함을 느낀다. 세대를 잇기 위한 신성한 여행의 파트너로서 더욱 열심히 노력해야 한다고 다짐하곤 한다. 자신의 아기를 만나기 위한 여행 중인 사람들에게 힘과 용기를 주기 위해 끝없이 연구하고 경험을 쌓고 싶은 것이다.

생명은 릴레이되고 있다.

우리 개개인의 가슴속에서 타고 있는 생명의 불꽃은 어느 날 갑자기 홀연히 타오른 것이 아니다. 세대를 이어받고 다음 세대에 넘겨주는 숭고한 생명의 불꽃. 우리의 가슴속에서 불타고 있는 생명은 우리의 아버지와 어머니, 즉 부계와 모계를 거슬러 올라가 수십, 수백 세대 이전에 두 분 중에 어느 한 사람이 잘못되었더라면 나에게 그 불꽃이 전달될 수 없었다. 생명을 이어받고 기르고, 또 다음 세대에게 전달하는 생명의 릴레이 역사는 헤아릴 수 없을 만큼 길다.

우리가 살아가는 세상은 생명을 주고받으며 지속되고 있다. 지금 나는 하나의 생명체로 존재하고, 수많은 생명의 불꽃이 이루고 있는 이 사회 속에서 살아가고 있다는 사실에 감사하고 또 감사한 마음이 든다.

한 사람이라도 더, 아기를 원하는 이들에게 도움을 줄 수 있기를 기대하며, 매일매일 임상에 정진하고 있다.

노랑부리황새의 신이 아이를 원하는 모든 부부의 집에 날아들기를 기원한다.

제3의 불임치료법, 색채정보역학치료

본서에서 다루고 있는 '신체의 토대를 굳건히 하는 요법'인 동양의학과 '생식보조의료의 힘'을 적절하게 응용하는 서양의학적 작전은 불임 상태에서 탈출하는 데 매우 효과적일 수 있다. 여기에 또 하나의 선택지로 '색채정보역학치료(色彩情報力學治療)'가 있다.

이 치료법은 '색채치료'라고도 불리지만 일반적으로 알려져 있는 컬러 세러피와는 이론적 구성, 적용 방법, 작용 등이 전혀 다르다. 이 새로운 개념의 대체의학인 색채정보역학치료는 현대 표준 의학을 지탱하는 생명과학 이론과 동양 전통 의학의 이론에 근거한 장점을 이용하는 것으로 구성된다. 개발 초기에는 한국과 일본의 임상 전문의들 주축으로 연구를 시작했으나, 현재는 미국, 중국, 포르투갈, 네덜란드 등 세계적으로 연구에 참여하는 의료인이 확산되고 있는 추세이다.

색채정보역학치료의 특징은 색채(색채정보소자)를 피부에 있는 색채응답점에 붙이는 방법을 이용하기 때문에 부작용이 전혀 없어서 안심할 수 있다는 것이다. 현대 의학적 방법이나 동양의학적 방법을 병행하여 치료하거나 두 가지 모두와 연계하여 치료할 경우 시너지 효과를 낸다는 것도 장점 중 하나이다.

따라서 서양의학의 생식보조의료를 적용하는 경우, 동양의학적 불임치료를 적용하는 경우, 동서양의 방법을 모두 적용하는 경우에 색채정보역학치료를 병행한다면 효과의 상승을 기대할 수 있다.

색채정보역학치료에서 불임치료에 적용하는 구체적인 색채를 간략하게 소개하면 다음 세 가지로 나뉜다. 첫째, 불임증에 직접적으로 적용하는 '불임증' 색채가 있다. 둘째, 원인 불명의 '유산'이나 '습관성 유산', '불육증' 등에 적용하는 색채가 있다. 셋째, 자율신경의 조절, 여성의 생식기능에 관여하는 호르몬을 조절하는 색채, 남성 원인의 불임증에 관련한 색채로 구성된다.

또한 동양의학적 방법에서 임신 능력을 향상시키는 색채치료의 구체적 방법을 간략히 설명하면, 색채정보역학치료에서 동양의학에 근거한 색채는 경락의 색채(12정경과 기경8맥)와 다양한 한방약으로 개발한 한방 약제(상한방(傷寒方) 및 동의보감 원방)의 색채를 사용한다는 것이다.

임상에 적용하는 방법은 동양의학의 한약 처방 이론인 이법방약(理法方藥) 원칙과 침구 처방 원칙인 이(理), 법(法), 방(方), 혈(穴), 술(術)을 응용한다. 또한 불임증에 관련한 병인병기에 입각한 변증논치에 따라 치료 방침을 확정하는 방법론에 근거한 경락 색채소자를 적용하며, 침과 뜸을 대체하여 안전하고 효과적으로 접근한다.

고도로 발전한 현대 의학 앞에서 여전히 사람들이 대체의학에 관심을 기울이는 이유는 무엇일까? 전 세계에서 대체의학을 선택하고 적용하는 사람들에게 있어서 "왜 대체의학인가?"라는 질문에 대하여 "실패 100퍼센트의 결과보다는 가능성이라는 희망"이라는 심리적 작용이 결국 긍정적인 결과를 나타낸다는 연구 보고가 있다.

색채정보역학치료를 활용한 불임치료는 서양의학의 '적극적 방법'과 동양의학의 '북돋움 방법'을 적절하게 융합하여 적용할 수 있다. 또한 생명과학의 재생의학 이론에 의한 색채를 응용하여 기질적, 기능적 장애로 생기는 불임증에도 적용할 수 있다는 장점이 있다.

불임증으로 고민하는 사람들에게 이 책에서 소개하는 서양의학과 동양의학적 치료 외에도 제3의 선택지로서 색채정보역학치료를 소개한다. 색채정보역학치료에 관한 좀 더 자세한 내용은《색채의학 입문》(중앙생활사, 2016)을 참고하길 바란다.

한국색채생명정보과학연구소 홈페이지
http://www.colortherapy.co.kr
색채생명과학연구회 Bio Color Tech 카페
http://cafe.daum.net/colorpist

*불임 탈출 무료 강좌
한국색채생명과학연구소에서
'불임 탈출 무료 강좌'를 개설하였습니다.
자세한 내용은 이후 페이지를 참고하세요.

우리의 작은 치료원에서 매일 반복하는 경험과 이야기에 나의 생각을 보태어 불임으로 고민하는 사람들을 위한 책을 내게 되었습니다.

불임으로 방황하는 이들과 상담을 하다 보면 더욱더 많은 사람과 대화하고 싶다는 마음이 들곤 했습니다. 그들의 소중한 시간과 기회가 헛되이 지나지 않기를 원했기 때문입니다.

그러던 어느 날, 스승인 반 다카시(伴尚志) 선생이 "책으로 정리해 내면 어떻겠나"라고 말씀하셨습니다. 그것이 계기가 되어 드디어 이렇게 완성할 수 있게 되었습니다. 이 책이 불임으로 고민하는 이들에게 조금이라도 도움이 되면 다행이겠습니다.

우리 치료원은 많은 환자와 직원, 반 다카시 선생 그리고 나의 딸, 아들, 남편으로 이루어진 우리 가족이 이끌어가고 있습니다. 이 책에 응원의 메시지를 담아 세상에 펼쳐 보일 수 있었던 것도 모두 그들 덕분입니다.

책 속에 있는 삽화는 다나카 무츠미가 그렸습니다.

쪽번호 옆에 있는 강아지, 고양이, 토끼는 우리 가족의 반려동물이자 치료원의 주인들이기도 합니다.

특히 핑키라는 이름의 토끼는 바구니나 우리 속에서 키우지 않고 방목했던 탓에 집 안이든 집 밖이든 아무 데에서나 활보했습니다. 환자들 사이에서는 우리 핑키를 만나면 임신할 수 있다는 소문까지 전해져 '행운의 토끼 핑키'라는 애칭까지 생겼습니다. 그런데 이 책을 집필하던 중 그만 조용히 천국으로 떠나고 말았습니다.

핑키는 현재 치료원 창문에서 볼 수 있는 금귤과 장미나무 사이 아래에 잠들어 있습니다. 나는 행운의 토끼 핑키가 지금도 우리를 지켜주고 있다고 느낍니다.

많은 만남에 감사하며
요네야마 아키코

신선하고 경탄스러운 충격

이 책의 저자인 요네야마 아키코는 나의 친언니입니다. 금번 한국어판으로 출판되어 대단히 기쁘게 생각하며, 편역자 후기로써 요네야마 아키코에 대해 동생의 입장에서 간략하게 적고자 합니다.

우리 자매는 평소 자주 만나는 편은 아니지만, 만날 때마다 언니는 나에게 신선하고 경탄스러운 충격을 주고 있습니다.

몇 년 전의 어느 날, 언니와 만났을 때 "드디어 내 책이 출판되었다"라며, 환한 표정으로 책을 내밀었습니다. 깜짝 놀라 책을 받아 들고 책장을 훌훌 넘기며 이전부터 언니가 원고를 쓰고 있었다는 사실을 떠올렸습니다. 나는 언니가 책을 냈다는 사실에 감동할 수밖에 없었습니다.

자기 자신이 해오고 있는 분야의 일을 한 권의 책으로 정리하는 작업은 만만치 않으며, 그것을 출판하는 과정도 쉽지만은 않은 길이라고 생각하기에 열띤 표정으로 책의 내용을 살펴보았습니다.

198

그러면서 최근에 몇 권의 전문 서적을 색채생명정보과학연구소 이준육 소장님과 번역 출판한 경험이 있기 때문에 "언니의 책을 한국어로 번역해도 될까요?"라고 부탁했고, 그 자리에서 기쁘게 허락받았습니다.

　　언니가 열정을 다해 구축해온 경이로운 세계를 한국의 독자들이 살펴볼 수 있는 기회가 온 것입니다. 내가 어렸을 때부터 옆에서 보아왔던 언니의 호기심, 노력하는 모습은 아주 솔직하고 순수한 느낌이었다고 기억합니다. 그러한 성격이 때로는 받아들이기 어렵다고 느껴지는 경우도 있었지만, 이 자리를 빌어서 말하고 싶은 에피소드가 있습니다.

　　20여 년 전에 나는 몇 년 동안 서울에서 살았습니다. 그 당시 한국어를 한 마디도 못 했고, 한국은 한 번도 와본 적이 없었던 이국땅이었습니다. 서울에서 지내본 적이 있는 선배들에게 "일본어도 통하니까 한국어를 못해도 괜찮다"라는 조언을 듣기도 했습니다. 그렇지만 외국에서 지내며 그 나라 말을 전혀 할 수 없다면 힘든 것은 자명할 테고, 생활하는 즐거움도 느끼지 못하리라는 생각이 들었습니다.

　　서울로 오기 몇 개월 전부터 한국어 공부를 시작했는데 뜻밖에 재미있었습니다. 그래서 직장의 동료나 친구들에게 "한국어를 공부하고 있다"라고 했더니, 당시는 한류 붐이 일어나기 전이라서 그런지 "아, 그래요? 열심이네요!"와 같이 시큰둥한 반응을 보이거나 "한국어를 배워서 뭐하려고, 차라리 영어를 하는 것이 좋지 않을까?"와 같은 부정적인 반응을 보이는 것이 전부였습니다.

조금씩 의욕이 떨어져갈 무렵, 언니와 통화하던 중에 조심스럽게 "나 한국어 공부를 시작했어요"라는 말을 꺼냈습니다. 그러자 언니는 "그거 참 좋은 생각이야! 잘할 수 있을 거야"라고 밝고 힘찬 목소리로 격려해주었습니다. 그때 언니가 해준 응원이 나는 너무 기뻤고 고마웠습니다. 그렇게 언니의 격려에 마음을 다잡고 공부했던 한국어로 언니의 저작물인 이 책을 편역, 출판하게 되어 감회가 새롭습니다.

이 책을 통해 불임으로 고민하는 분들, 방향을 결정하지 못하고 방황하시는 분들이 불임증에서 벗어날 수 있는 정보를 얻고, 작전을 수립하는 길을 발견하게 된다면 기쁘겠습니다.

이 책의 저자 요네야마 아키코는 6장 말미에서 소개하고 있는 〈제3의 불임치료법, 색채정보역학치료〉와는 관계가 없지만, 나를 통해 색채생명정보과학연구소에도 몇 차례나 방문했고, 그러한 인연으로 본서가 한국어판으로 출간되면서 관련 칼럼도 실렸다는 사실을 밝힙니다.

마지막으로 본서를 한국어로 편역할 기회를 준 언니, 편역 작업을 함께하며 전문 용어에 주석을 붙이고 각 장에 칼럼을 집필한 색채생명정보과학연구소의 이준육 소장님, 그리고 중앙생활사의 김용주 사장님을 비롯한 모든 스태프에게도 깊은 감사의 마음을 전합니다.

편역자 대표 타키자와 야요이

*모든 주는 편역자의 것이다.

1) 우리나라 민간에서 널리 사용되는 "아기는 삼신할머니가 점지해준 다"라는 말과 비슷한 뜻이다.

2) '체외수정-수정란 이식'을 말한다. 정상적 임신은 난자와 정자가 난 관 안에서 수정을 하면서 이루어진다. 그러나 난관폐색, 배란장애, 남 성 인자 등의 원인으로 생리적 수정이 일어나지 않을 경우, 난자를 난소(난포)에서 채취하여 배양기에서 정자와 수정시키는 것을 '체외 수정'이라고 한다. '수정란 이식'은 체외수정에서 잘 수정된 수정란 을 자궁 안으로 되돌리는 것을 말한다. 생리적 임신이 난관에서 수정 된 수정란이 자궁으로 옮겨져 착상한 결과라면, 체외수정-수정란 이 식은 임신의 이 초기 과정을 의학의 지식과 기술을 이용하여 실시하 는 것이다.

3) 자궁이라는 근원과 전신을 연결하는 세 가지 생명의 흐름이다. 충맥, 임맥, 독맥을 가리킨다.

4) 충맥은 기경팔맥 중 하나로 임맥과 더불어서 여성의 생식 작용에 관 여하는 에너지이다.

5) 정신적 스트레스로 인한 증상을 가리킨다. 주로 여성에게 많이 나 타난다. 정신적 스트레스로 인한 감정 우울증의 상태는 많은 질병 의 원인과 증상을 악화시키는 요인이다. 반대로 각종 질병은 우울증 을 제공한다. 한의학 이론에 따르면, 기의 울체는 어혈(기체혈증(氣滯

血症))을 일으키거나 소화기 계통에 영향을 주고 전신의 기능을 저하시킨다.

6) 동양의학에서 비장은 창고를 주관하고, 비가 가진 성질을 이용하여 음식물을 소화, 흡수하여 기와 혈을 만들고, 오장육부, 사지와 온몸의 뼈를 영양하는 작용을 하기 때문에 후천지기의 근본이라고 한다.

7) 넓은 의미에서의 담은 몸에 흐르는 수분이 정체해서 열이 응집된 결과, 점성화된 것을 가리킨다. 열을 가지고 있으므로 담열(痰熱)이라고도 한다. 스트레스에 의해 점액 모양의 분비물이 많아지거나, 평소 위장의 기능이 나쁜 사람이 수분을 너무 많이 섭취하면 몸에 병리적인 습사(濕邪)가 쌓인다.

8) 심(心)의 군화(君火)와 상대적인 개념으로 신양(腎陽)이 발휘하는 각 장부를 온양(溫養)하고 기능 활동을 추동하는 기능을 말한다. 간, 담, 삼초도 명문에 발원하는 상화를 내장(內藏)한다. 상화는 망동하면 사화(邪火)가 된다.

9) 간기의 울결로 소설(疏泄) 작용이 실조(失調)되어 비위의 기능에까지 영향을 미치는 것을 말한다.

10) 한방에서 육부(六腑)의 하나. 상초(上焦)는 횡격막보다 위쪽 부위, 중초(中焦)는 복부 위쪽 부위, 하초(下焦)는 배꼽 아래를 가리키며, 체온을 유지하기 위해 지속적으로 열을 발생하는 기관이다.

11) 동계란 가슴이 두근거리고 뛰는 증상을 가리키는 의학 용어이다.

12) 족궐음경(간경)을 육기(풍(風), 한(寒), 서(暑), 습(濕), 조(燥), 화(火))로 해석한 것이다. 풍목은 간의 기운을 상징한다.

13) '변증'이란 질병의 본질을 명확하게 규명하는 사진(四診)을 통해 얻은 정보를 동양의학 이론에 근거하여 분석, 귀납함으로써 복잡한 병증의 발병기전을 파악하는 과정이다. '논치'란 변증한 결과에 근거하여 상응하는 치료 원칙과 방법을 확정하는 것이다. 따라서 '변증논치'라는 말은 질병을 진단하여 치료하는 것으로서 변증을 통해 치료법을 확정하고 치료하는 독특한 방법을 가리킨다.

14) '간기울결'이란 간의 소설 작용이 실조되어 나타난 병태를 말하고, '풍사내함'이란 질병을 일으키는 외적 요인인 6음(淫) 중 풍사의 침습에 의한 병태로서 몸 여기저기를 돌아다니며 불편함을 느끼게 하는 증상을 말한다.

15) 기의 흐름은 간의 작용에 관계하고 있는데, 간의 기능을 높여서 기의 흐름을 좋게 하는 치료 방법이 '소간이기'이다. '소풍산한'이란 풍사를 치료하는 많은 방법 가운데 하나로서 차가운 기운으로 인해 몸속에 맺힌 사기에 열성을 반영하여 따뜻하게 함으로써 한사를 분산시키는 치료 방법이다. 발한(發汗)에 의한 소풍청열(疏風淸熱), 산한해표(散寒解表), 청열해표(淸熱解表) 등이 대표적인 한의학적 방법이다.

16) 척위란 동양의학에서 손목에 있는 요골동맥에서 맥진을 하는 부위의 명칭이며 촌(寸), 관(關), 척(尺)의 세 부위를 가리킨다. 좌우 양손에서 보며 특정 장기의 맥상을 파악하여 병증을 진단한다.

17) '간울기체'는 간기울결과 동의어로 사용하며 정신적 스트레스에 의한 증상을 가리킨다. 여성에게 많이 나타나며, 정신적 스트레스에 의한 감정의 억울 상태는 많은 질병의 원인이 될 뿐 아니라 증상을 악

화시키는 요인이 된다. '비기허손'은 중기(中氣) 부족이라고도 하며, 운화 기능의 저하, 기혈의 생성 기능 저하를 특징으로 하는 병리적 상태이다. '소풍구사'란 풍(風)의 사기를 분산하여 몸 밖으로 내모는 치료 방법을 말한다.

18) '사울열'이란 울체 상태(스트레스)가 오래되어 몸에 열이 쌓인 증상을 치료하는 방법을 말하며, '통부'란 변통을 좋게 하여 열을 내는 치료 빙법으로서 통부설열(通腑泄熱)이라고도 한다. '보비'란 비장의 기능을 높이는 치료 방침을 가리킨다.

19) 프로락틴은 뇌하수체 전엽의 유즙 분비세포에서 합성되는 호르몬으로 산후 수유를 위해 유선 조직을 발달시키는 작용을 한다. 고프로락틴혈증은 여성의 경우 유루증과 2차성 무월경을 초래하고 남성의 경우에는 성욕 감퇴나 발기부전과 같은 성기능 장애를 일으키는 질환이다. 고프로락틴혈증이 나타나는 원인은 두 가지로 본다. 하나는 프로락틴 분비 샘종이나 말단비대증과 같은 뇌하수체 질환 때문인 경우가 있다. 다른 하나는 약제, 임신, 갑상선 기능저하증 및 원인 불명 등의 다양한 인자가 작용하여 기능성 고프로락틴혈증으로 나타나는 경우이다.

20) 태아를 안정시키는 한의학적 치료 방법으로서 태동 불안, 유산, 조산을 예방하여 임신의 안정을 도모하는 것을 가리킨다.

21) 결대란 한의학의 맥진에서 사용하는 맥상을 가리키는 용어로 다른 말로 결대맥이라고도 한다. 결대는 결맥(結脈)과 대맥(代脈)의 특성이 합쳐진 것으로, 경맥에 원활하게 기가 통하지 않아 맥상이 고르지 않

은 맥의 모양을 하고 있다. 결맥은 맥이 더디게 뛰면서 한 번씩 멎었다가 뛰는 맥상으로 담음(痰飮), 적취(積聚), 기체(氣滯), 심화(心火), 어혈의 증상이 있을 때 나타나고, 대맥(代脈)은 맥상이 약하고 느리며 규칙적으로 한 번씩 멎었다가 다시 뛰는 맥의 모양이다. 서양의학에서는 흔히 '부정맥(arhythmia)'이라고 하며 심혈 관계의 질환에서 심박 리듬이 나타난다.

22) 임신은 가능하지만 사산이나 조산, 유산을 반복하여 아기를 생산하지 못하는 상태를 '불육증'이라고 하며, 불육증의 원인이 되는 요소를 '불육인자'라고 한다. 불육증은 습관성 유산이라는 말과 거의 동의어로 사용되지만, 습관성 유산은 3회 자연유산을 거듭하는 것으로 정의되어 있는 데 반해 불육증은 횟수가 정의되어 있지 않고 좀 더 넓은 의미에서 사용된다.

일본의 후생노동성 연구부서가 집계한 데이터에 불육인자가 제시되어 있다. 불육인자는 자궁 형태 이상이 7.8퍼센트, 갑상선 이상이 6.8퍼센트, 부모 두 사람 중 한쪽의 염색체 이상이 4.8퍼센트, 항인지질항체증후군이 10.2퍼센트, 응고인자 이상인 제12인자결핍증이 7.2퍼센트, 단백질S결핍증이 7.4퍼센트를 차지한다. 또한 불육증 증례의 양성률이 높은 항인지질항체의 일종인 항PE항체(혈장, 뇌, 척수의 백질에 함유된 인지질) 양성인 사람이 34.3퍼센트로 조사되었으나 이 항체가 정말 유산과 사산의 원인인가에 관해서는 아직 연구 단계에 있다. 그 밖에도 NK세포의 활성이라는 면역력이 항진한 것에서도 불육증이 확인되고 있지만 이 검사의 의의도 아직 연구 단계에 있다.

23) 현재 한국은 체외수정 및 인공수정 시술비를 국가에서 지원해주기도 하는데 혜택을 받기 위한 조건이 다소 까다롭다. 그렇지만 관심이 있는 분은 보건복지부에서 실시하는 모자보건사업을 참조하시길 바란다(http://www.mohw.go.kr/front_new/jb/sjb030301vw.jsp?PAR_MENU_ID=03&MENU_ID=0329&CONT_SEQ=329879&page=1).

24) 동양의학의 진찰법으로서 각각 망(望), 문(聞), 문(問), 절(切)의 네 가지 방법을 말한다. 망진은 기색, 혈색 등을 보고 관찰하여 상태를 아는 것, 문진(聞診)은 환자가 호소하는 것과 냄새, 소리 등을 듣고 상태를 아는 것, 문진(問診)은 발병과 병태 등을 질문해서 아는 것, 절진은 환자의 몸을 만지거나 문지르거나 누르며 상태를 파악하는 것을 말한다. 이 네 가지가 한의학에서 사용하는 진찰법의 기본 요소이다.

불임 탈출 무료 강좌 개설

색채정보역학치료와 불임 탈출 대작전으로의 초대

여성의 임신과 출산은 몸 안에서 일어나는 가장 성스럽고 신비로운 생명의 이벤트입니다.

임신은 생식생물학(reproductive biology)에서도 자세한 기전이 밝혀지지는 않고 있는 상태이지만, 수정과 착상 등이 매우 정교하게 조절되는 과정을 거치면서 아주 복잡하게 이루어집니다.

30~40년 전의 사람들은 생각해볼 수조차 없었던 일이겠지만, 현대인들은 결혼생활을 하면서 아이를 갖느냐 마느냐라는 선택지도 허용된 환경에서 살고 있습니다. 물론 어떠한 선택을 하더라도 그 사람의 인생이므로 존중해야 하는 것은 당연할 것입니다.

그러나 본서를 읽은 분들은 불임으로 고민하시는 분들이라고 생각합니다. 이에 최신 대체의학 가운데 하나인 색채정보역학치료가 불임으로부터 벗어나는 새로운 작전을 제시합니다.

제3의 선택지로서의 색채정보역학치료의 특징

색채정보역학치료는 생식생물학에서 밝히고 있는 불임을 유발하는 다양한 요인에 대응하는 색채(색채정보소자)를 피부에 있는 색채응답점에 붙이는 방법입니다. 그렇기 때문에 어떠한 부작용도 없으므로 안심할 수 있습니다.

색채정보역학치료의 장점은 현대 의학적 방법 및 동양의학적 방법과 병행 또는 연계하는 치료를 할 경우에 시너지 효과를 이끌어낼 수 있다는 것입니다. 뿐만 아니라 서양의학의 보조생식의료를 적용하는 사람에게나 동양의학적 불임치료를 받는 사람, 동서양의 방법을 모두 받는 사람에게도 색채정보역학치료는 도움이 될 것입니다.

불임 탈출 무료 강좌 개설 – "자신의 건강은 자기가 지킨다!"

색채정보역학치료는 컬러조각(색채생명정보칩)을 붙이는 것이기 때문에 그 어떤 부작용도 없으므로 안심할 수 있습니다. 그러므로 누구라도 배운다면 전문가처럼 안전하게 자신을 돌볼 수 있습니다. 보다 상세한 정보는《색채의학 입문(중앙생활사)》을 참고하시기 바랍니다.

본서의 출판을 계기로 불임으로 고민하시는 분들에게 색채정보역학치료를 배우고 스스로 적용함으로써 불임 탈출을 할 수 있도록 돕는 프로그램을 운영합니다.

일시	매월 첫째 수요일 오후 2:00~4:20
테마	불임과 색채정보역학치료의 어프로치
전화 · 이메일 (상담 및 기타 자세한 문의)	02) 792-4668 e-mail: colormedi@naver.com

한국색채생명정보과학연구소 홈페이지 http://www.colortherapy.co.kr
색채생명과학연구회 Bio Color Tech 카페 http://cafe.daum.net/colorpist

주)바이오컬러텍의 색채생명정보과학연구소 소개

색채생명정보칩 연구 개발

당 연구소에서는 생물체를 구성하고 있는 고분자 집단과 단백질은 물론 다양한 세포주, 조직과 장기에 관한 생체구성개체가 내는 생물정보를 컬러로서 코드화(color coding)하는 연구를 하고 있습니다. 즉 생체조직을 비롯한 병원체로부터 내는 고유의 파동성과 위상(位相)이 같은 색채를 선별하고, 이 파동정보를 혁신적 바이오 소재인 색채로 집적화하는 연구입니다.

우리는 지난 십수 년 동안 색채연구와 생명과학이 융합하는 연구를 수행해오며 새로운 소재의 바이오 소자로서의 색채에 관한 특허도 다수 획득하고 있습니다. 현재 개발된 색채생명정보소자는 약 10,000여 종에 달하며, 인체의 질병 검사 및 진단치료에 이용하고 있습니다.

이 색채생명정보소자를 임상에 적용하는 연구는 우리나라를 비롯하여 일본과 미국, 중국, 네덜란드, 포르투갈 등의 여러 국가에서 행해지고 있으며, 금세기의 신개념 보완대체의학으로 주목을 모으고 있습니다.

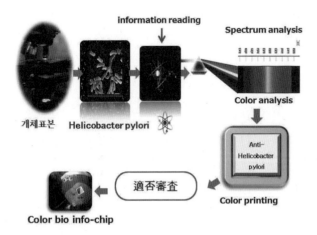

건강 회복 및 증진을 위한 생명정보시스템 연구

색채생명정보시스템 연구는 각각의 살아 움직이는 역동적인 정보를 저장하고 운반하는 색채생명정보소자들을 정합성(整合性) 있게 조합하는 연구입니다.

예를 들어서, 찰과상이나 절상에 적용하는 색채생명정보소자의 조합은 [항균작용의 색채 + 지혈의 색채 + 과산화수소작용의 색채 + 통각을 진통시키는 색채]로 각각의 색채를 배합하고 있는데 매우 효과적입니다.

색채생명정보시스템은 기초과학인 해부, 생리, 병리학의 이론을 기반으로 분자생물학과 시스템 생물학의 이론을 응용하고 있으며, 동양전통의학에 따른 경락과 한방약제의 정보를 이용하는 연구도 포함되고 있습니다.

다양한 생체 관련 정보를 담고 있는 색채생명정보소자를 사용하여 생명시스템에 간섭을 끼치는 방법론과 정보를 간섭받게 된 생명시스템이 응답하는 방향성에 관한 생명의 거동을 밝히는 연구도 수행하고 있습니다. 이렇게 얻게 된 정보는 임상연구가들에 의해서 다양한 질병치료 및 건강 관리에 활용되고 있습니다.

건강 관련 다양한 기능성 액세서리의 개발

당 연구소에서는 미세먼지(PM2.5)를 비롯한 환경공해물질로부터 신체를 지켜주는 유해방사파간섭기, 생리통과 불임 등 신체의 다양한 증상에 도움이 되는 패치제품을 색채생명정보소자를 적용한 건강 관련 신개념의 기능성 액세서리를 연구개발, 제품화하고 있습니다.

"피가 맑고 깨끗하면 병에 걸리지 않는다!"

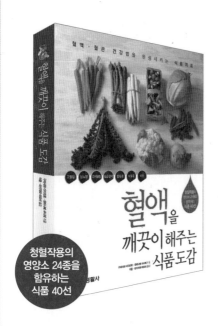

혈액을 깨끗이 해주는 식품 도감

구라사와 다다히로 · 와타나베 사나에 지음
이준 · 타키자와 야요이 옮김 | 값 18,000원

맑고 깨끗한 혈액을 위한 식품, 레시피, 건강습관을 그림 해설과 함께 소개!

혈액의 흐름을 원활하게 하는 24가지 영양성분 | 혈액을 깨끗하게 만드는 40가지 식품 | 혈액을 맑게 하여 고지혈증과 동맥경화를 예방하자 | 혈액 · 혈관이 젊어지는 운동요법과 생활습관 | 직장이나 집에서 틈날 때마다 할 수 있는 근력운동 | 고혈압인 사람이 평소에 조심해야 할 점

고혈압 · 당뇨병 · 고지혈증 · 심근경색 · 협심증 · 뇌졸중 · 비만

튼튼한 혈관, 완벽한 혈액순환을 이루기 위해 일상생활에서 쉽게 실천할 수 있는 식품 선정 및 조리법이 상세하게 소개되어 있다. 또한 맑은 혈액과 젊고 탄력적인 혈관을 유지시켜주는 식생활 방법, 운동요법 등이 구체적으로 제시되어 있다.

중앙생활사 Joongang Life Publishing Co.
중앙경제평론사 | 중앙에듀북스 Joongang Economy Publishing Co./Joongang Edubooks Publishing Co.

중앙생활사는 건강한 생활, 행복한 삶을 일군다는 신념 아래 설립된 건강 · 실용서 전문 출판사로서
치열한 생존경쟁에 심신이 지친 현대인에게 건강과 생활의 지혜를 주는 책을 발간하고 있습니다.

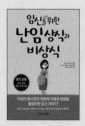

임신을 위한 난임 상식과 비상식

초판 1쇄 인쇄 | 2017년 1월 12일
초판 1쇄 발행 | 2017년 1월 17일

지은이 | 요네야마 아키코(米山章子)
편 역 | 이준육 · 타키자와 야요이(Joonyook Lee · Yayoi Takizawa)
펴낸이 | 최점옥(Jeomog Choi)
펴낸곳 | 중앙생활사(Joongang Life Publishing Co.)

대 표 | 김용주
진 행 | 유라미
편 집 | 도은숙
본문디자인 | 박근영

출력 | 케이피알 종이 | 타라유통 인쇄 | 케이피알 제본 | 은정제책사

잘못된 책은 구입한 서점에서 교환해드립니다.
가격은 표지 뒷면에 있습니다.

ISBN 978-89-6141-194-3(03510)

원서명 | 不妊! 大作戰

등록 | 1999년 1월 16일 제2-2730호
주소 | ⑦ 04590 서울시 중구 다산로20길 5(신당4동 340-128) 중앙빌딩
전화 | (02)2253-4463(代) 팩스 | (02)2253-7988
홈페이지 | www.japub.co.kr 블로그 | http://blog.naver.com/japub
페이스북 | https://www.facebook.com/japub.co.kr 이메일 | japub@naver.com
♣ 중앙생활사는 중앙경제평론사 · 중앙에듀북스와 자매회사입니다.

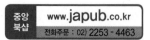

※ 이 도서의 국립중앙도서관 출판시도서목록(CIP)은 서지정보유통지원시스템 홈페이지(http://seoji.nl.go.kr)와
국가자료공동목록시스템(http://www.nl.go.kr/kolisnet)에서 이용하실 수 있습니다.(CIP제어번호:CIP2016029130)

중앙생활사에서는 여러분의 소중한 원고를 기다리고 있습니다. 원고 투고는 이메일을 이용해주세요. 최선을
다해 독자들에게 사랑받는 양서로 만들어 드리겠습니다. **이메일** | japub@naver.com